カリスマ内科医と組み立てる DIY健康大全

Do It Yourself Health Encyclopedia

久保明
（医学博士）

晶文社

装丁・イラスト：河村誠
編集・構成：下平貴子

はじめに——自分で「健康」を「つくる」時代へ

人生一〇〇年時代といわれるようになり、寿命が延びたことは喜ばしいけれど、人生の終盤が不安でもあるという方が増えているようです。

少し前まで八〇年といわれていたのが、二〇年も延びたのですから、経済的なこと、自分やパートナー、親の介護のこと、そして何より健康について、心配になるのも当然です。

そこで、健康についての漫然とした不安を解消するために、ぜひ「健康寿命」を意識していただきたいと思います。

健康寿命とは「日常的に介護を必要としないで、自立した生活ができる生存期間」のことで、WHO（世界保健機関）が提唱した定義です。やさしくいえば「元気に、自由に生活ができる期間」ということ。

そして平均寿命と健康寿命との差は、生活に制限が生じる期間を意味しており、日本人の場合、二〇一六年の厚生労働省統計で男性八・八四年、女性一二・三五年になっています。

男女とも、平均で約一〇年もの間、病気や障害によって生活に支障をきたしている期間を経て、亡くなっているということです。

約一〇年というのは長く、改めてこの数字を見ると、ショックを感じる方が少なくないかもしれません。

しかし、ショックを受けるのは皆さんだけではありません。

医療者の中にもこの数字を見て、愕然とした人が少なくなかったと思うのです。

これほど治療法が増え、治せる病気が増えたというのに、なぜ平均で一〇年にも……。

私も、初めてこの事実を知ったときは大きなショックを受けました。

そこで改めて考えたのです。

年齢を重ねて病気になったり、病気の発見が遅れた場合、病気が治る・治らないにかかわらず生活の質を低下させ、健康寿命を削る原因になりかねません。

通常、私たち医療者の出番は「病気になってから」ですが、病気を治すだけでは健康を守れないのです。

病気にさせない医療者にならなくてはならない。

そこで二〇〇一年から「健康寿命ドック」、二〇〇六年から東海大学医学部東京病院で「抗加齢ドック」、続いて銀座医院の「プレミアムドック」などを開いて、医学的なデータをもとに患者さん個々に適した予防法をご提案するようになりました。

ところで、年齢を重ねて入院治療するような大病をすると、なぜ健康寿命にまで影響することがあるのでしょうか。

それは、その病気以外にも慢性的な症状や持病があることが多く、複合的な治療は難しく、長引くうえ、治療自体が心身や生活の負担になってしまうことが往々にしてあるためです。

たとえば高齢の方が長期間入院した結果、筋肉が落ちて入院前のようには歩けなくなってしまった。また、脳卒中などのように病気による後遺症で体や脳の機能障害が残り、生活の質が低下してしまうこともあります。

もちろんそのような症状は一過性のこともあり、適切なリハビリなどによって回復することもあるので、医療者は医療で患者さんを支えます。

しかし、なるべく大病をしないほうがよく、慢性的な症状や持病もないほうがよいですし、病気になっても早く見つけて治療ができれば、生活や健康寿命への影響は少ないといえます。

ひと昔前なら命を落としていたような病気が治せたのに、健康寿命にはピリオドが打たれてしまった。そのような事態を遠ざけるために、中高年以降、年齢を重ねていくほど病気の予防、早期発見・治療の価値は高まるわけです。その主役は皆さん、自分自身です。

そこで本書は、能動的に健康づくりをする方を讃え、日々明るく取り組んでいただきたいという願いを込めて「ＤＩＹ（Do It Yourself）健康サポート」と名付けました。

健康上、心配の種がないうちから、ＤＩＹを実践していただくことが、「元気に、自由に生活ができる期間」を延ばします。

定期的に自分の体調をチェックし、維持するセルフケアを続け、万が一のときは早めに適切な医療につながりましょう。


本書では、そうしたチェックやセルフケアとともに、いざというときどのような医療が選べるか紹介し、皆さんのＤＩＹをサポートさせていただきます。


まず、現在何か気になる症状がある場合、その症状が示している体の変調についてどのように考え、対応をするとよいかを症状別にご紹介します。

さらに基本的に健康の土台を随時確認する方法を紹介します。

たとえば年に四回、季節の変わり目にチェックしたり、自分とパートナーの誕生日にチェックし合ったりすると、健康被害のリスクを遠ざける節目となり、生活の中で具体的にどのようなＤＩＹをすればいいか分かります。


定期的に受ける健康診断と、本書で紹介するＤＩＹの実践で、読者の皆さんそれぞれが自分らしく「人生一〇〇年時代」を生き抜いていただけることを願って、筆を進めましょう。

久保　明

カリスマ内科医と組み立てる DIY 健康大全……目次

3 疲れがとれない 49

4 よく眠れない 61

1

あなたの
気になる症状は？

図解フローでチェック

1

風邪っぽい

一般的に〝風邪〟と呼ばれているのは鼻や喉のウイルスによる感染症です。誰もが風邪の症状をいくつかは経験しているので、同様の症状があると「風邪っぽい」と自己診断しがちですが、本当は診断が難しく、それが「万病のもと」といわれるゆえんです。

DIY フロー

風邪っぽい 1

熱が出た

喉の痛みが強い

咳が止まらない

鼻みずが止まらない

アレルギー性鼻炎の可能性あり

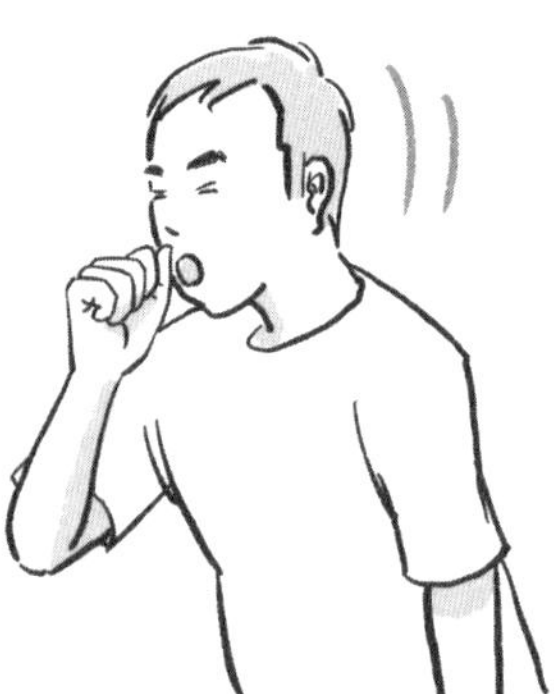

下痢をしている

インフルエンザやその他の感染症の可能性あり

耳鼻咽喉科の受診を

喘息、咳喘息、マイコプラズマ肺炎、百日咳、逆流性食道炎等の可能性あり

●自分の風邪のタイプを知っておく
●平熱を確認しておく
●症状が重い／長く続く場合：肺炎等の可能性あり

＊新型コロナウイルス感染症（COVID-19）も強い倦怠感や三七・五度以上の発熱（それ以下のこともあります）、咳の持続、味覚の変化などあるときは要注意です。

1：いつもの風邪と違うときは軽視しない

かかりやすい風邪タイプは？

風邪っぽいと感じるのは、鼻みず、鼻づまり、喉の痛み、咳、声がれ、痰がからむなど呼吸器の症状や、発熱、頭痛、倦怠感、食欲不振、下痢などの全身症状があるときでしょうか。たしかにこれらのいくつかの症状が出て「典型的な風邪症候群」と診断がつくことは多く、十分な休養と水分、栄養がとれれば、ほとんどの場合は自らの免疫力により一週間程度で治ります。

そのような風邪は、人によって鼻に症状が出やすい人もいれば、喉の痛みと咳、または微熱と食欲不振という具合に、体力・免疫力がダウンしているときにかかりやすいタイプがあります。

まず自分の風邪タイプはどうか、家族はどうか、チェックします。

安静にしていれば一週間程度で回復する風邪の目安は、いつもかかる定番タイプ、または急に風邪の呼吸器症状が出て、それらのどの症状も同程度のレベルで出ているような場合です。

つまり鼻みずだけが止まらない、咳がとくにひどくて呼吸が苦しいなど、何か逸脱した症状が出ている場合は、**風邪ではない病気の可能性**もあるということで、軽視せずに医療にアクセスして、原因別のケアをするのがＤＩＹです。

また、様子を見ておくだけでいい風邪かどうか見分けるためにもう一点大切なことは、自分（家族）の平熱を知っておくことです。

日本人の平熱（脇の下で検温）は三六・六度から三七・二度の間が多いとされます。個人差、時間差、検温場所による差などもあるので、自分（家族）の〝発熱のものさし〟をもっておきましょう。

いつもの風邪のタイプのようでも、症状が重い場合は、風邪をまねいた背景に「体力・免疫力がダウンしている」可能性があります。なぜダウンしているかについては、医師の診察を受けて調べてみる必要があります。

成人の場合、安静にして様子を見て過ごしてもいい目安は概ね三日以内です。それ以上、症状が長引く場合は、内科か耳鼻咽喉科を受診しましょう。

小児や体力が低下している高齢者は、症状の現れ方や自覚が曖昧で確認が難しく、まれに重い症状、病気につながることもあるので、早めの受診が賢明です。

私も一年にわずか数例ですが風邪といって来院した患者さんを聴診し、肺炎を起こしているのを見つけることがあります。加齢により咳や発熱などの反射反応が鈍くなっていると、分かりやすい症状がなくても調べたら肺炎ということがあるのです。

症状別、可能性のある病気

次の症状がひときわ強く出ているときは、別の病気の可能性があります。「風邪っぽい」という症状に隠れていることが多い病気、受診のポイントなどについて知っておきましょう。

✽鼻みずが止まらない

「アレルギー性鼻炎」で鼻みずが出ている可能性もあります。風邪っぽくて熱がない場合は、可能性大です。鼻みずと同時に喉の違和感もあるなど風邪症状と重なることが多いので、風邪をひいたと考える人が少なくありません。しかし大人になってから、突然、アレルギー症状が出るようになることもあるのです。

以前と比べて風邪をひく回数が増え、何となく倦怠感が強い場合は、通常のアレルギー検査に加えて、「遅延型アレルギー」の検査もしてみてください。遅延型アレルギー抗体の検査は人間ドックのオプションメニューなどで可能になっています。

たとえば、ランチに好物のそばを食べるとアレルギー反応が強く出て、午後は仕事ができないと嘆いていた人が調べてみた結果、通常の検査ではそば粉がアレルゲン（アレルギーを引き起こす要因）でなかったものの、遅延型アレルギー検査をしたところ、それがアレルゲンであることが判明したケースなどもありました。

アレルギーを起こす代表的なアレルゲン

食物アレルゲン	小麦、ソバ、米、大豆、キウイ、バナナ、ゴマ、ピーナッツ、マグロ、サケ、エビ、カニ、牛乳、卵、肉（豚・牛・鶏）
花粉アレルゲン	スギ、ヒノキ、ブタクサ、シラカバ、ヨモギ、ハンノキ、ハルガヤ、カモガヤ、オオアワガエリ
環境アレルゲン	ダニ、ハウスダスト（*）、真菌類（アスペルギルス・アルテルナリア・カンジダ）、ラテックス

* ハウスダストとは衣類などの繊維クズ、ペットの毛、花粉、タバコの煙などさまざまなものの総称です。

アレルゲンとして代表的なものは上の表の通りです。

なお毎年、特定の季節になると症状が悪化するアレルギーの薬物治療を行う場合は、**症状が出てくる一～二カ月前から寝る前だけ抗アレルギー剤を服用する**とよいでしょう。

症状が出る前からそのようにして薬を飲んでおくと、結果的に飲む薬の量を少なく、症状を緩やかに抑えることができます。

※喉の痛みが強いとき（嚥下困難や声が出ない、呼吸困難も）

喉の重い症状があるときは、喉の奥も診察しなければ診断できない病気の可能性もあると考え、耳鼻咽喉科を受診しましょう。一般的な内科では咽頭の診察は可能ですが、喉頭より奥の診察ができないこともあります。

※咳が止まらない

喘息、咳喘息、マイコプラズマ肺炎、百日咳、逆流性食道炎といった病気が背景にないかチェックし、高血圧の治療などでACE阻害薬を服用していないかも内科または専門外来で診察を受けて確かめましょう。

【喘息】

慢性的な気管の炎症から激しい咳込み発作や呼吸困難が出る病気が喘息です。喘息の症状がある人の数は一五歳以上の人の約一割と多く、とくに高齢者では喘息による死亡もあることから病気の啓発が大切です。

普段の風邪より咳がひどい、風邪の後に咳だけが残った際には、内科で喘息ではないか確かめましょう。

また次の点も確認を。当てはまったら受診時に、主治医にその旨を伝えましょう。

＊咳のほか、息苦しさ、胸がしめつけられる感じなど複数の症状があり、症状は不定期に、出たり、出なかったりする
＊症状は夜間や早朝に悪化する
＊症状は風邪のときや運動、アレルゲンとの接触、天候の変化、笑ったとき、大気汚染の

強い環境、激しい臭気などでより悪化する
＊アレルギー性鼻炎、薬剤や食物アレルギーがある
＊喫煙歴がある
＊ハウスダストの多い環境で生活している
＊家族に喘息やアトピー性疾患の人がいる

【マイコプラズマ肺炎】

「マイコプラズマ」に感染することによって起こる呼吸器感染症です。気管支炎の段階で治る人も多いのですが、小児や若い人が肺炎に至る原因としては、比較的多いもののひとつです。マイコプラズマ肺炎は通年発生する病気で、冬場にやや増加する傾向があります。

初期の症状は風邪と区別が難しく、熱が下がった後も咳が長期間（多くは三〜四週間）、続くのが特徴なので、喘息とも見分けにくく、内科の受診が必要です。

【百日咳】

「百日咳菌」によって起こる呼吸器感染症です。近年、乳幼児期の予防接種の効果が減弱した成人が発病し、重症化しやすい乳幼児にうつしてしまうことが問題視されています。二〇一八年一月よりすべての患者が医療機関から国に報告されているので、患者数が急に増える

などすれば行政機関やメディアのニュースで注意喚起されます。

ただし、初期は風邪症状で、徐々に咳の症状が激しくなる典型的な症状が年長児や成人では目立たない場合もあり、百日咳にかかったことに気づかず、乳児の感染源となっていることがあるようです。

マイコプラズマ肺炎と同様、症状だけで風邪、喘息、百日咳の判断はできないので、咳症状が目立ったら、必ず内科を受診して原因を確かめましょう。


【逆流性食道炎】

胃酸を多く含む胃の内容物が食道に逆流し、食道に炎症を起こす病気です。逆流が喉や鼻まで達する「咽喉頭酸逆流症」に及ぶこともあります。

咳と併せて胸焼け、声がれ、喉の違和感などがある場合、また次のような生活習慣が思い当たる場合は、内科または耳鼻咽喉科を受診し、主治医に生活習慣を伝えましょう。そして、この病気の予防はこのような生活習慣を改めること、さらには胃酸分泌をコントロールするH2ブロッカーやプロトンポンプ阻害薬での対処が重要です。

＊食事の姿勢がわるく、よく噛まない
＊食後、すぐ横になること、寝ることが多い

＊胃酸が多く出る甘いもの、脂質の多いものをよく食べる
＊炭酸飲料やカフェインの強い飲料を多く飲む

※平熱より熱が明らかに高い（震えるような悪寒、ふらふらする、体の節々が痛むも）
※嘔吐や下痢がおさまらない（吐く、吐き気、お腹の痛みが続く場合も）

いずれの場合も脱水状態にならないように、水分補給が大切です。

原因としてはインフルエンザや風疹、その他のさまざまな感染症、脳血管障害など、いくつも可能性が考えられます。「風邪が治っていないため」と自己診断せず、内科を受診し、主治医に症状の経過を伝えて、診断を受けましょう。

2：風邪っぽいときのDIY

普段からまめにうがい、手洗い！

こまめにうがい、手洗いを行う習慣をつけていると、風邪をはじめさまざまな感染症にかかるのを予防でき、かかってしまった場合も経過を軽くすごすことができます。そして風邪っぽいと感じたならこじらせず、体力や免疫力が回復するよう、休養をとることが何より

大切です。

うがいは、ぬるめの白湯や水を口にふくみ、ブクブクうがい（まず口の中を洗う）→ガラガラうがい（咽頭を洗う）を十分に。鼻うがいは鼻の奥の粘膜への刺激が強すぎることがあります。鼻に蒸しタオルを当てて加湿するか、鼻腔にスチーマーの温蒸気を当てる程度なら、あまり刺激せずケアできるでしょう。

ところで「予防にはまずマスクでは？」と思うかもしれませんが、急性呼吸器疾患の感染予防にマスク着用が有効か調べた研究では、マスクをつけるだけでの予防効果は疑問視されています［＊1］。

一方、インフルエンザの家庭内感染について調べた研究で、マスク着用の有無にかかわらず、手指の衛生に配慮することがインフルエンザの家庭内感染を減らす傾向が見られました。アメリカで出されたインフルエンザの世界的感染拡大を軽減するためのガイドラインでは、マスク着用はインフルエンザにかかっている人が、健康な人にうつさないようにする〝物理的バリア〟としています。

さらに、インフルエンザ流行期に妊娠している人や、小児や高齢者などインフルエンザ発症がハイリスクとなる人、家庭内でインフルエンザの子どものケアに当たる人はマスクをつけるのもすすめられ、マスクは汚染された環境に接触した手で自分の口元や鼻を触る機会を減らすものだと認めています。

コロナウイルス感染と身体所見

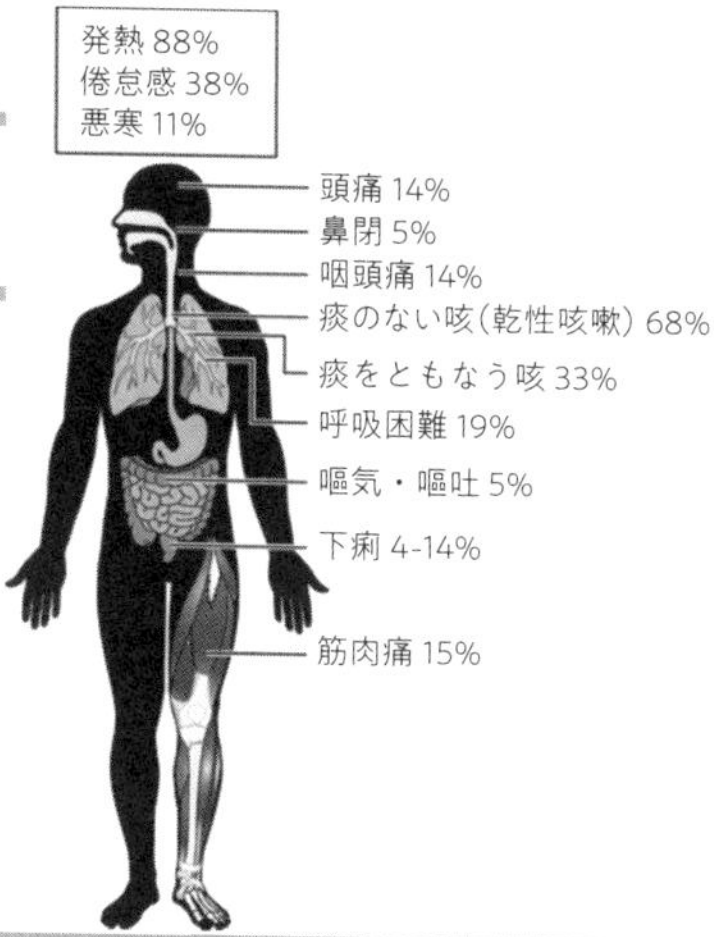

Circulation. 2020;141:1648–1655

そしてインフルエンザの主な感染経路は「咳やくしゃみの飛沫、接触」ですが、昨今、「空気感染（患者のいる場所で、同じ空気を吸って感染すること）」の可能性も指摘されています[＊2]。

総合的に見ると、マスク着用だけでなく、うがいや手洗い、換気などいくつかの予防策を併用するのが賢い対処です。

2

頭が痛い

何か問題を抱えていることを訴えるときの慣用句としても「頭が痛い」という表現を使います。それだけポピュラーな症状ではある頭痛ですが、その痛み方によって多様な背景が考えられますので、そのポイントをおさえて対処しましょう。

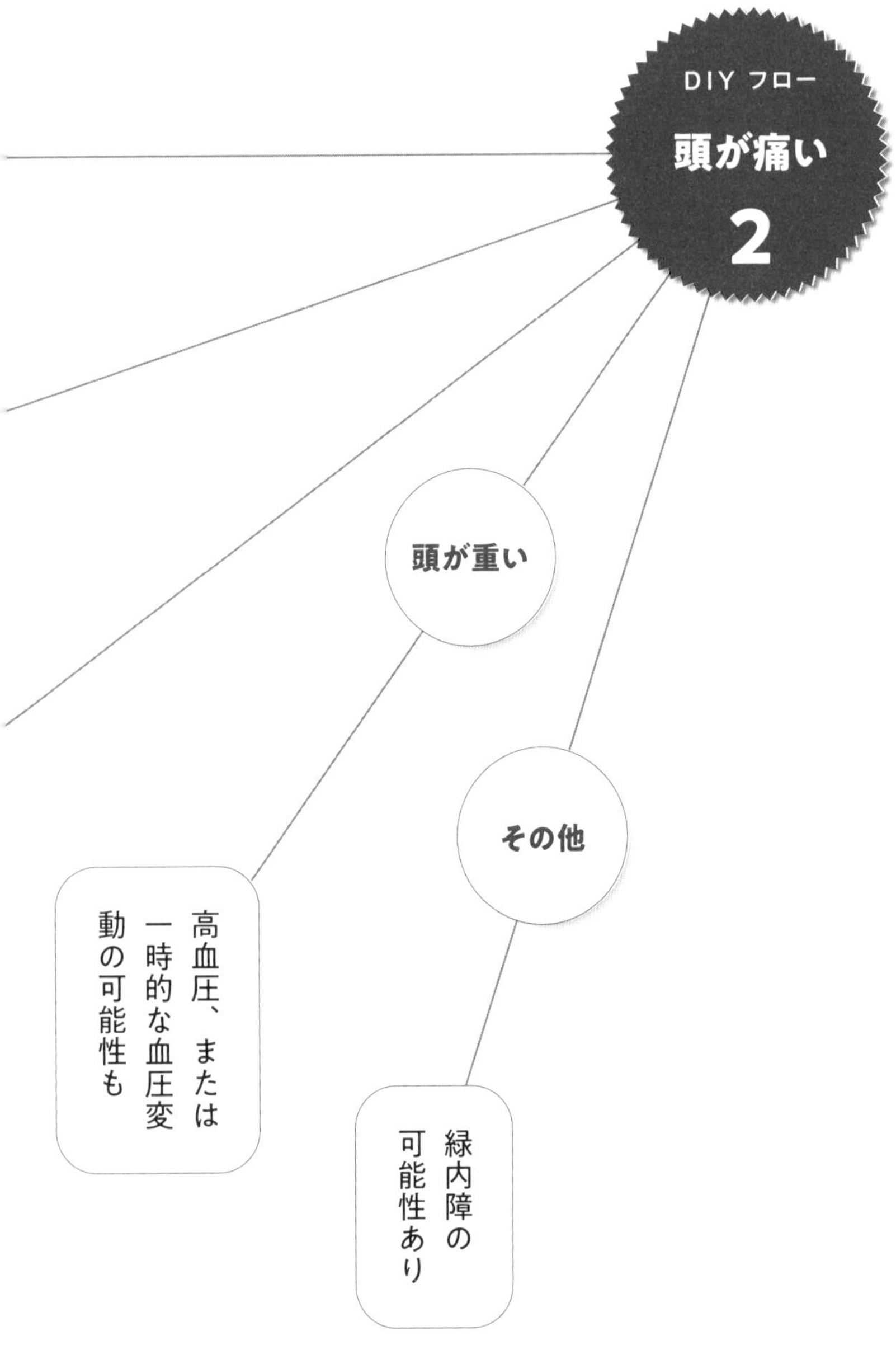
DIY フロー
頭が痛い
2
頭が重い
その他
高血圧、または一時的な血圧変動の可能性も
緑内障の可能性あり

人生最悪の痛み
（吐き気・嘔吐を伴う）

くも膜下出血などの脳血管障害の可能性あり

頭が締めつけられるように痛む

筋収縮性頭痛（緊張型頭痛）の可能性あり

ずきずき痛い

片頭痛の可能性あり

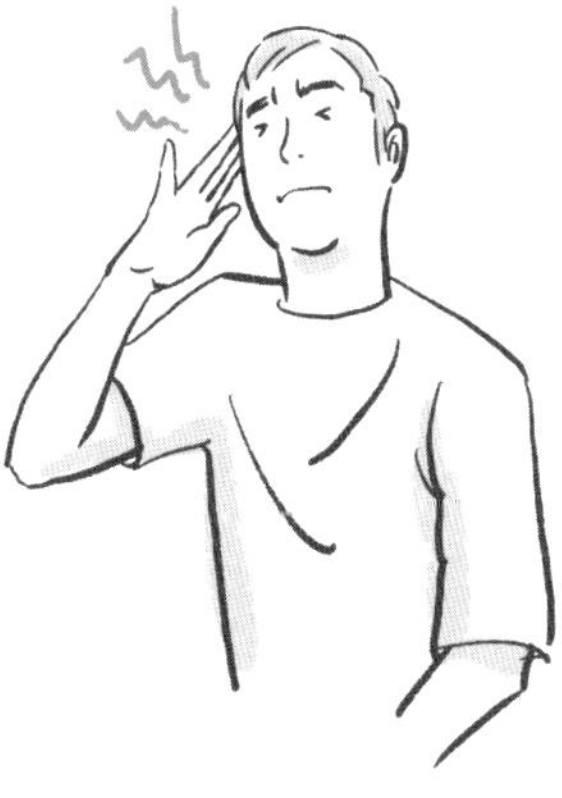

1：命にかかわる事態もある

スポーツ、緑内障……思いがけない原因も

痛み方別に、背景が異なることを紹介しましょう。はじめに「命にかかわる」可能性が高いものから述べます。

※我が人生で最悪の痛み、吐き気・嘔吐を伴うことも

もしも急に、かつてないほどの激痛を覚えたら「くも膜下出血」など、早急に神経内科、脳神経外科での診断、治療が必要な場合があります。

くも膜下出血とは、脳と脳表面のくも膜と呼ばれる薄い膜の間（くも膜下腔）を通る血管が裂けて出血した状態です。はじめの出血量や部位によってその後の経過が大きく異なり、少量の出血では軽い頭痛だけで風邪などと間違われることもあるものの、いきなり大出血を起こすと突然死あるいは昏睡状態となることもあります。

原因として多いのは、主要な血管が分岐する部分などにできた「脳動脈瘤」が裂け、出血することですから、脳ドックなどで脳動脈瘤の有無を調べることは予防的なＤＩＹのひとつの手段でしょう。

危険因子は「喫煙」「高血圧」「過度の飲酒」（アルコール摂取一五〇グラム／週以上）とされます。

ビール中瓶一本（五〇〇ミリリットル）のアルコールが約二〇グラムですので、晩酌が習慣になっているとほとんどの場合、週当たり一五〇グラムを超えてしまうでしょう。週二日以上、連続してアルコール摂取を控える「休肝日」は肝臓の健康を守る習慣として知られていますが、それは脳血管障害の予防にもなるのです。

なお、いったん裂けて出血した脳動脈瘤は、再び出血しやすく、次期の出血によって重い後遺症が残る可能性や死亡率が高くなるため、くも膜下出血を起こしたら、軽症であった場合も再出血予防が大切です。

＊頭が締め付けられるように痛み、肩もガチガチなら

定期・不定期的に繰り返す頭痛のひとつに「筋収縮性頭痛」があり、最も多くの人を悩ませる頭痛タイプです。「緊張型頭痛」と呼ばれることもあり、そうした呼ばれ方をする通り肩周辺の筋肉のこり、緊張によって起こるもので、日中のストレスにより夕方から症状が出る場合が多く見られます。

ストレスは精神的なもののほか、同じ姿勢をとり続けるなど肉体的ストレスも誘因となるので、ＤＩＹは意識的に休憩をとり、気分転換や軽いストレッチをするといった即実行でき

ることから試してみましょう。

✼ずきずき「拍動性頭痛」は悪化誘因をチェック

ずきずきと表現されるような痛みがある場合、多くは「片頭痛」で、このタイプの頭痛も定期・不定期的に繰り返し悩まされる場合が多いです。

発作が頻回だったり、吐き気など別の症状もあって、生活に支障を感じる場合は治療を受けながらＤＩＹで症状緩和も。痛みの程度の強弱はどうであれ、痛み方（性質）をチェックし、なるべく快適に過ごせるように工夫をしてみましょう。

次の項目を確認し痛みとの関連が分かったら、負担になるものを遠ざけ、無理せずに済むような備えをして過ごしてください。

＊症状が続く時間はどれくらいか
＊女性の場合、発作は月経周期と関連があるか
＊ストレスや活動で悪化するか
＊天気と発作は関連があるか
＊音や光の刺激と発作は関連があるか
＊家族で同じ症状がある人はいるか、いたらどのような工夫をしているか

＊頭が重いような、痛いような……

高血圧が原因で起こる頭痛は、痛み以上に「頭重感」を訴える人が多く見られます。血圧が高くなっていることに気がついていない場合が多く、つまり高血圧の治療前で、後頭部を中心に頭痛・頭重を訴え、受診して、高血圧が見つかるということが往々にしてあるのです。

高血圧の基準値は診察室血圧が一四〇／九〇 mmHg（家庭血圧が一三五／八五 mmHg）です。上か下のどちらかがこの数値を超えても高血圧と診断されます。しかし、診察室血圧が正常血圧（一二〇〜一二九／八〇〜八四 mmHg 未満）ではない人は、予防のために生活習慣の修正が必要とされ、高血圧になるリスクが高い人（一三〇〜一三九／八五〜八九 mmHg）と高血圧者（一四〇／九〇 mmHg 以上）は、より積極的に生活習慣の修正を行って、必要に応じて降圧薬での血圧コントロール（治療）を開始することが推奨されています。頭痛・頭重を感じているなら、まず表の「降圧目標値」と照らし合わせて、血圧を確かめましょう。

＊朝、起床後一時間以内（朝食をとる前）に二回測り、平均値を記録
＊夜、就寝前に二回測り、平均値を記録
＊一週間くらい続け、基準値を上回った日があったら血圧メモを持参して内科を受診し、頭痛・頭重についても主治医に伝える

血圧が基準値以下なら、ほかの原因を考えてみましょう。風邪の症状で頭痛・頭重が出ることがあり、また激しい運動や性行為によって一時的に血圧が変動し、頭痛・頭重につながることもあります。

なお中高年以上の人は、ＤＩＹ健康づくりの基本として「風邪っぽい」の項（二三頁）で述べた体温、後述する脈拍、そして血圧、体重を定期的に測る習慣を定着させたいものです。

毎日チェックする項目、週一でチェックする項目など、自分の健康状態とライフスタイルに合わせて決め、記録に残し、ＤＩＹ用データベースをつくっておくと、加齢とともにいくらか自覚症状をキャッチする感度が鈍っても、それを補完して、健康づくりを下支えしてくれます。

降圧の目標は表の通りです。

そして降圧をめざすうえで欠かせない減塩については、「Basel 栄養」（二〇四頁）を参考に、豊かな食生活を保ちながら減塩を実現させましょう。

降圧目標値（簡略化）

	診療室血圧	家庭血圧
75 歳未満の成人	140/90mm Hg 未満	135/85mm Hg 未満
75 歳以上	150/90mm Hg 未満	145/85mm Hg 未満（目安）
糖尿病の人	130/80mm Hg 未満	125/75mm Hg 未満
慢性腎臓病（たんぱく尿陽性）の人	130/80mm Hg 未満	125/75mm Hg 未満（目安）
脳血管障害や冠動脈疾患のある人	140/90mm Hg 未満	135/85mm Hg 未満（目安）

目安で示した家庭血圧は、高血圧の診断基準（診療室血圧140/90mm Hg／家庭血圧135/85mm Hg）に準じて差を示しました。

＊その他、意外な原因がまねく頭痛

中高年の方を内科で診察していて、一年に数例、出会う頭痛が緑内障を原因とするタイプです。ご本人は緑内障に気づいておらず、「メガネが合わないために頭が痛い」と感じていることが多いようですが、実は眼圧が上がっているために症状が起きることもあります。緑内障のすべての人に同様の症状が出るわけではないので、原因不明の頭痛で悩んでいるなら眼科の受診も選択肢です（二一五頁、「眼がわるくなってきた」を参照）。

2：頭痛を持病にしないDIY

心身の緊張緩和、リラックスが鍵となる

脳血管障害による頭痛を除き、片頭痛や筋収縮性頭痛、高血圧による頭痛には、生活の中で心身にかかるストレスと緊張をゆるめ、リラックスをし、血流改善することが効果的です。毎日、体を動かしていますか？　軽い運動をする時間をつくり、運動を習慣にしましょう。また日々のストレスを緩和するセルフケアも大切です（二二四頁、「Base2 運動」ならびに二三一頁、「Base3 休養」を参照）。

そして、仕事や家事の合間に、意識的に軽い体操、ストレッチを行うのもよいでしょう。

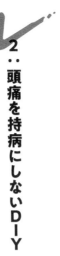

この体操でなければいけないということはなく、心身をほぐし、気分転換ができればよいので、ラジオ体操の一部などでも、やりやすい方法でまめに行い、続けてみましょう。

さらに、緊張でこわばりやすい肩、肩甲骨周辺、首などを指圧するのも効果的。頭痛や肩こりによいとされるツボ刺激も手軽です。気持ちよさを感じる程度に、指の腹でやさしく指圧します。

【頭】

百会《ひゃくえ》：頭頂部。両耳と鼻の延長線が交わるところ。

【肩】

肩井《けんせい》：首と肩先の真ん中にあって、肩の筋肉の中心。

【手】

合谷《ごうこく》：人差し指と親指の骨が合流する部分から、少し人差し指側。

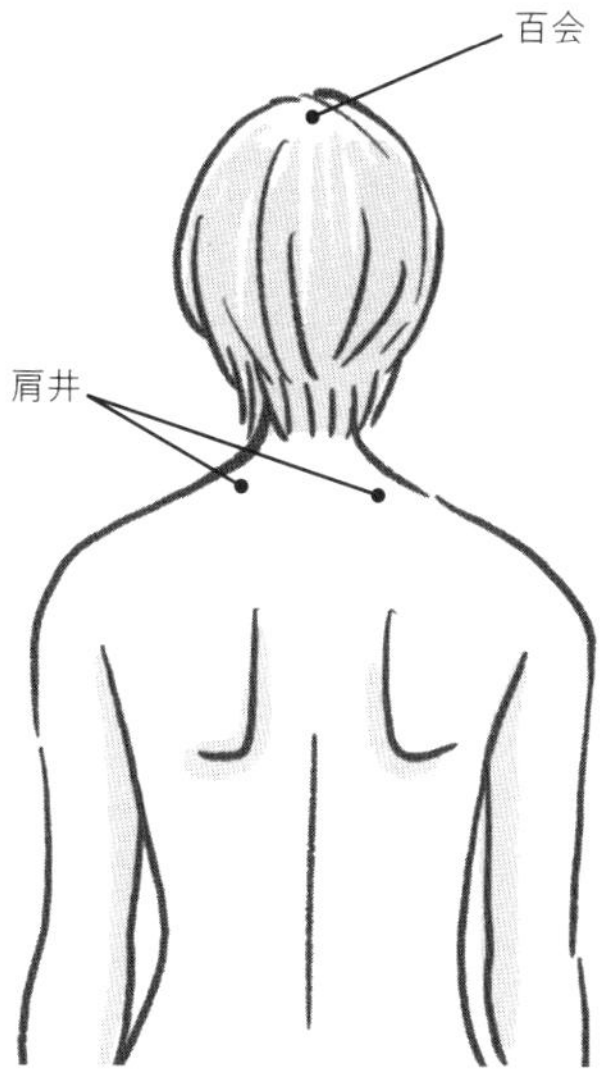
百会
肩井

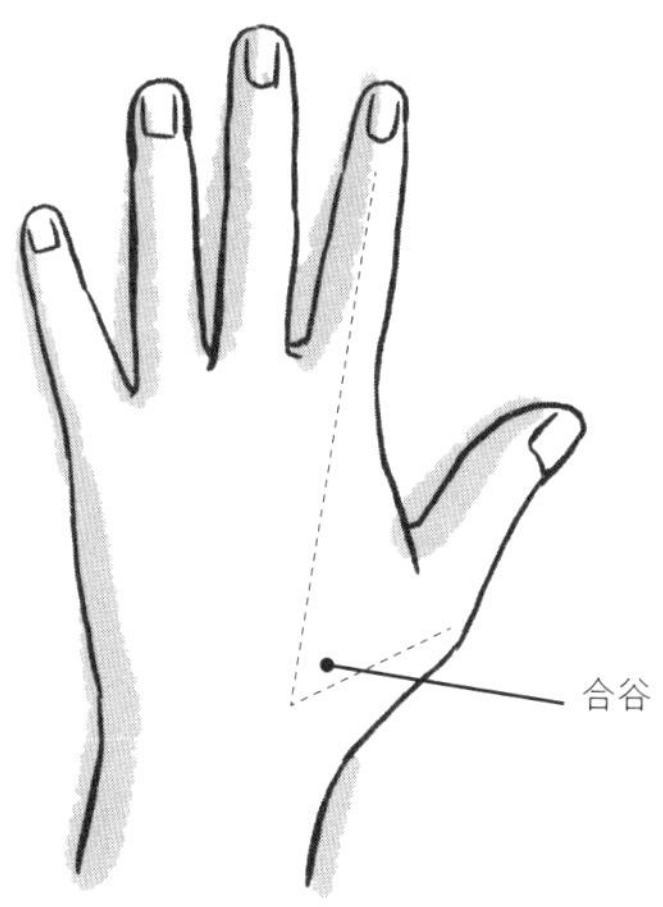
合谷

3
疲れがとれない

「疲れ」というのも症状のとらえ方が難しく、それが一般的な健康管理（栄養・運動・休養のＤＩＹ）で回復するものかどうか、判断が難しい不調です。疲れを継続的に感じている、または繰り返すような場合の背景をふまえて、ＤＩＹを考えていきましょう。

DIY フロー
疲れがとれない 3

疲れの感じ方が
時間によって違う
（朝、疲れが強い）

食前または
食後に疲れる

上記のどれも
当てはまらない場合

食後

慢性疲労症候群の可能性あり

コロナウイルスの倦怠感

体重が増えるに伴って、疲れるようになった

新陳代謝がダウンしている可能性あり（ホルモンの状態を要チェック）

抑うつ状態の可能性あり

食前

インスリンの分泌が多過ぎる可能性あり

血糖値スパイクの可能性あり

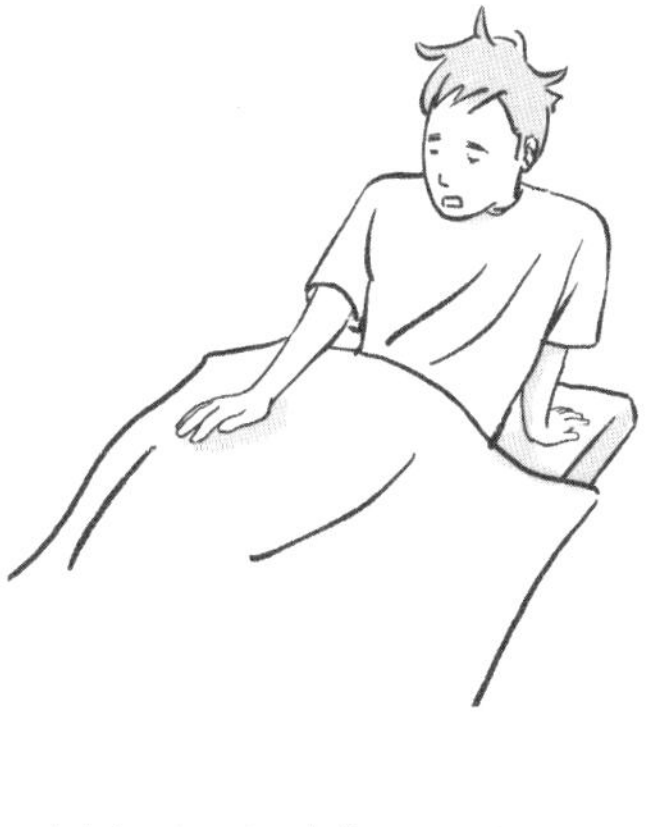

1：多くみられる「複合疲労」

活力＝ＡＴＰ増産体質へＤＩＹ

ＤＩＹフロー3は疲労の背景として比較的多いと考えられる「体重増加との関係」「日内変動」「食事との関係」をみるものです。いずれの場合も共通していえることは、このような背景が単独であるというより、「疲れやすい」「疲れがとれない」といった状態が合わさっている可能性があります。

背景はこの三つに限られるわけではなく、ほとんどの疲労の背景は複雑なものと考えていいでしょう。これらの背景はゆるくつながり、負の連鎖を起こすと考えられます。そのような悪循環によって「複合疲労」に陥ってしまう危険があるということです。

では疲労の逆、つまり「**活力**」とは何でしょうか。

医学的には活力＝「ＡＴＰ（アデノシン三リン酸）と呼ばれる高エネルギー物質」です。「ＡＴＰがある場所には生命が存在する」とまでいわれます。

そこで背景（原因）別に適切な医療を受け、生活改善をするのと同時併行で、「ＡＴＰ増産」を図るＤＩＹに取り組む二本立てで疲労と向き合いましょう。

疲労とは、体に備わっている恒常性を保つはたらきがリスクを知らせるシグナルとされます。体からの警鐘に耳を傾け、年齢やストレスのせいにして疲労を放置せず、コンディションを整えるタイミングといってもいいでしょう。

ＡＴＰ増産体質をめざす生活上のＤＩＹは五六頁を参照ください。

2：疲労のさまざまな背景

何が疲れの原因か？

ここでは「体重増加との関係」「日内変動」「食事との関係」の三つの背景別に、ひそんでいる可能性のある疲労の原因を紹介します。

✲体重が増えている「食べ過ぎ」以外の原因は?!

とくに食事の量や活動量が変わっていないのに、体重が増えていて、休養をとっても疲労感がつきまとう場合は、新陳代謝が変化しているサインかもしれません。代謝に関わる甲状腺ホルモンや副腎皮質ホルモンの状態を調べ、ホルモンの分泌異常を起こしている病気がないか確かめましょう。

こうしたホルモン分泌の変調は、分泌が過剰になるもの、分泌が低下するものなどさまざ

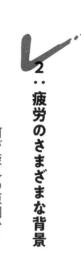

まあり、その影響で疲労も含め全身に多様な症状が出るうえ、症状がストレスになって疲労感を増悪することも考えられます。ホルモンの異常は血液検査や、先進的な取り組みでは唾液から調べることができますので、検査を受けて必要な治療をしましょう。

また一方で、体重増加が体脂肪の増加である場合、それまでと同じ筋肉量で、脂肪で重くなった体を動かさなければならなくなるため、エネルギー消費が非効率的になり、疲労が増すということも考えられます。同様のことは、体重が短期間に減り、筋肉が減少した割合が大きいときにも起こります。

さらに脂肪の増加は炎症と合わさることで老化が進みます。

体脂肪が以下の表の標準以上であったら、体重の増減にかかわらず体脂肪を減らすDIYを実践しましょう（二〇四頁、「Base1 栄養」を参照）。

✼疲れの感じ方に日内変動があるとき

朝から疲れていて、夕方（午後）から元気になる場合は、

体脂肪率の目安

	年齢/評価	やせ	標準	軽度肥満	肥満
男性	18～39歳	10%未満	11～21%	22～26%	27%以上
	40～59歳	11%未満	12～22%	23～27%	28%以上
	60歳以上	13%未満	14～24%	25～29%	30%以上
女性	年齢/評価	やせ	標準	軽度肥満	肥満
	18～39歳	20%未満	21～34%	35～39%	40%以上
	40～59歳	21%未満	22～35%	36～40%	41%以上
	60歳以上	22%未満	23～36%	37～41%	42%以上

抑うつ状態の可能性があります。睡眠がとれているか、睡眠がとれても疲れはとれないのか？　という点もポイントです。

七一頁にうつ病の初期症状を確認する「簡易チェック1、2」を掲載していますので、こちらもチェックしてみて可能性があったなら、早めに心療内科や神経科を受診して適切な治療を受けましょう。

簡易チェックには該当しなくても、日内変動があるという場合は、体内時計のリズムが乱れている可能性があるので、その調整を試みてみましょう。

起きたらすぐ、自然の光を浴びて、体内時計のリセットを。無理に早起きをすることはないので、自分の起床時間に、天気がわるい日もカーテンを開けて、自然光を部屋に入れてください（一三一頁、「Base3 休養」ならびに六一頁、「よく眠れない」を参照）。

✲**食事の前、または後に疲れるケースは**?!

前の食事から四〜六時間経過した空腹のときに力が入らない、疲労感が強いというような場合は、**インスリンの分泌が多過ぎて**低血糖を起こす「高インスリン血性低血糖症」という病態もあるので、内科か糖尿病内科を受診して確かめましょう。

一方、食後の疲労感が強い場合は、**血糖値スパイク**（血糖の急上昇）が生じていないか、食後一時間の血糖値を測る検査を受け、確かめましょう。脂肪肝など肝機能障害でも食後の疲労感が感じられることがあります。

✲疲労が主訴の理解されにくい障害も

三つの原因のいずれも当てはまらない場合で、膠原病などその他の病気もない場合に、疲労が極めて強い状態となる「**慢性疲労症候群**（CFS：Chronic Fatigue Syndrome）」があります。原因不明の激しい全身倦怠感に襲われ、以後、強い疲労感とともに微熱、頭痛、筋肉痛、脱力感が出て、思考力が低下し、不安や抑うつなどさまざまな精神症状が長く続くもので、普通の生活はできず、終日横になって過ごさざるを得ないような状態となってしまいます。

世界各国で慢性疲労症候群の報告があり、研究が行われていますがまだ詳しいことが分かっていません。とはいえ、さまざまな症状を緩和する治療などが可能ですので、著しい疲労感が続く場合は、必ず医療機関の受診を。

3：DIYで活力アップ！

TCAサイクルをまわそう：糖質＋ビタミンB1

疲労の改善は背景別に適切なケアをするのと同時併行で、「**活力＝ATP増産**」を図る必

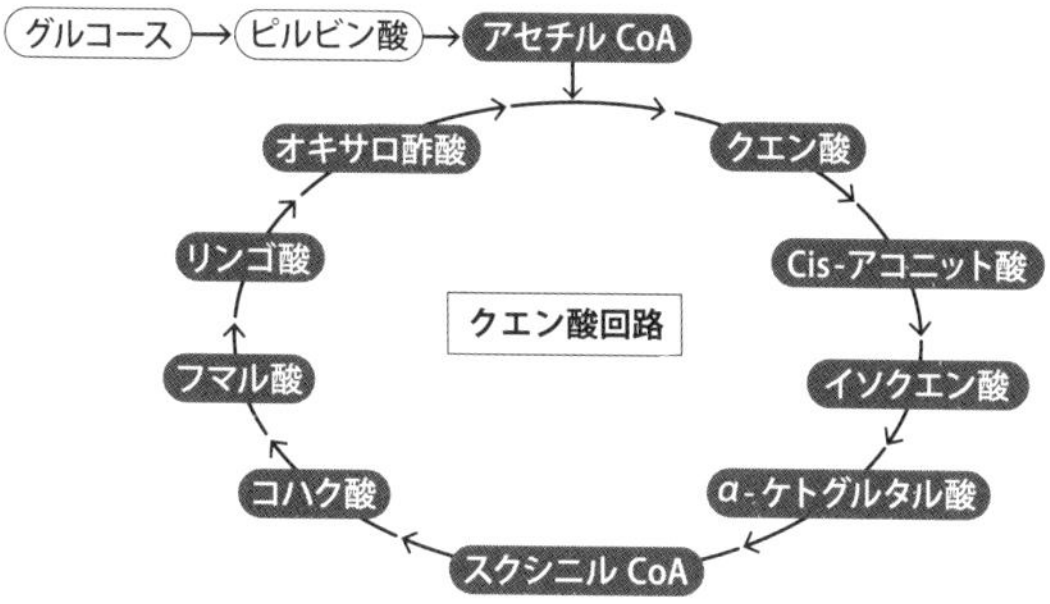

TCAサイクル

要を述べました。ではどうすればATPは増やせるでしょうか。

増産の鍵は、ATPをつくり出すメカニズムにあります。

ATPの主な原料は食事からとる**糖質**（ブドウ糖＝グルコース）と脂質です。糖質をとると主にグリコーゲンとして体内にたくわえられ、必要に応じてATPがつくられ、エネルギーとして活用されるのです。

グルコースからATPをつくる方法は大きく分けて二つ。細胞の中で行われる「解糖系」と、細胞の中のミトコンドリア内で行われる「TCAサイクル→電子伝達系」です。

解糖系は、グルコースからピルビン酸をつくる過程でATPをつくるのですが、生産効率は低いです。一方、TCAサイクル（Tricarboxylic acid cycle）は酸素を必要とし、解糖系がつくり出したピルビン酸などをもとに、格段に効率よくATPを生産します。

このメカニズムをスムーズにはたらかせるためには、ビタミンB群が欠かせません。

中でも**ビタミンB1**は体内で吸収されるとリン酸と結合し、ほとんどがチアミンピロリン酸（TPP）というATP生産に不可欠なグリコーゲン補酵素になります。ビタミンB1が不足すると、ピルビン酸はアセチルCoAになることができません。スタートでつまずくようなもので、ATP産生量が減少します。

ビタミンB1は体内でつくることも、長期間たくわえることもできないので、毎日の食事から摂取することになりますが、健康な状態ではバランスのいい食事をしていれば、十分な量がとれるとされます。

しかし、心身の疲労が強いときは、ミトコンドリア内のATP生産はフル稼働しているため、ビタミンB1の供給が追いつかなくなるので、食事での摂取量を意識するほか、サプリメントを活用して補給することも必要です。

ビタミンB1を多く含む食品は豚肉（ヒレや赤身、レバー）、うなぎ蒲焼、穀類の胚芽（ぬか）、大豆などです。

高齢で、相対的に食事量が減ったり、偏っている場合も、不足することがありますから注意しましょう。ビタミンB1不足が深刻になると、ビタミンB1欠乏症として脚気や、心臓や脳神経のはたらきに障害、病気が起こりやすくなり、認知症とよく似た症状が生じる、せん妄状態を起こすこともあります。

なお、ビタミンB群は水溶性ビタミンで水に溶けやすいので、効率よくとるには、調理したときに煮汁に溶け出した分もとれる味噌汁やスープ料理、汁を逃さない炒めものが適しています。とり過ぎても尿で排出されるので普段の食生活において過剰症の心配のない栄養素です。

いうまでもなく、TCAサイクルを活性し、ATP増産体質をめざす食生活は、ATPの主な原料である糖質（グルコース）も過不足なくとることが大切です。過剰な糖質制限食は貴重なエネルギー源を制限することになり、医学的にさまざまなリスクを伴います（二〇四頁、「Base1 栄養」を参照）。

4

よく眠れない

体や脳を休めるために大切な睡眠に問題を感じている人は増えています。ただし「よく眠れない」といっても、人によって困っていることは違い、「どのように眠れない」のかにより、その背景として考えられる原因や対処法は違ってきます。

DIY フロー

よく眠れない 4

寝つきがわるい

途中で目が覚めてしまう

朝早く目覚めてしまう

早朝覚醒

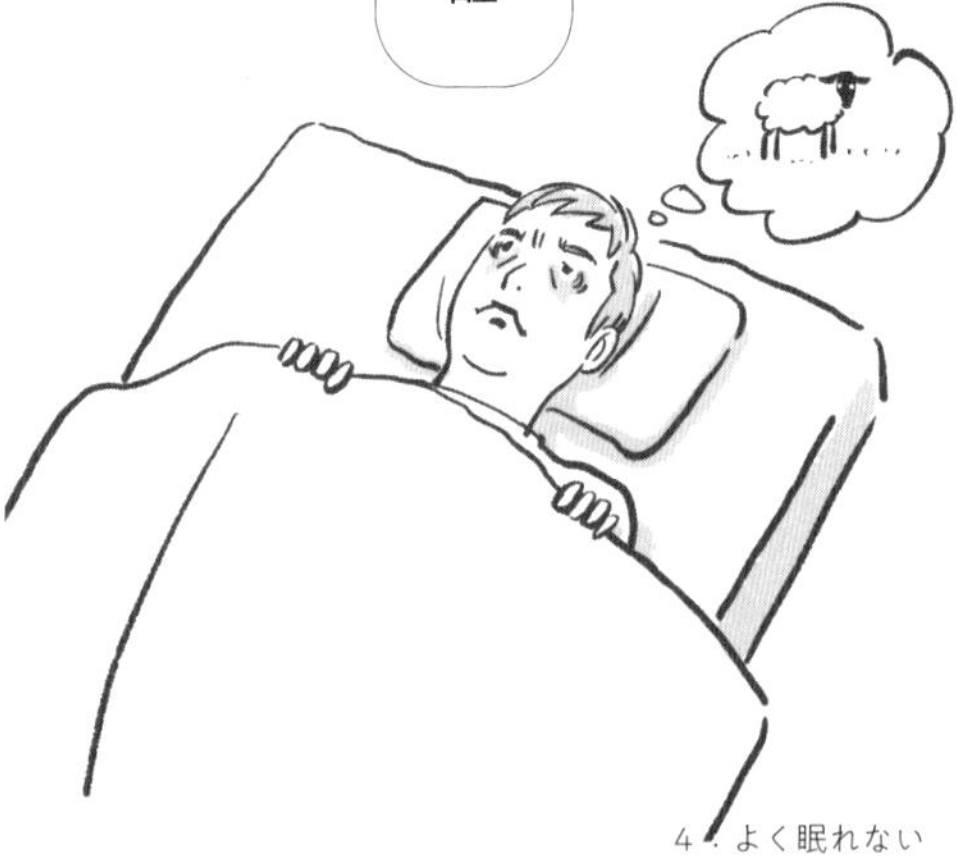

入眠困難の
可能性あり

**夜間に二回以上
トイレに起きる**

夜間頻尿

**就寝中の大いびき、
息苦しさで目覚める**

睡眠時無呼吸症候群

**どうにもじっと
していられない**

むずむず脚症候群

1：睡眠トラブルの改善は生活習慣病のリスクを遠ざける

眠りに不満、約二割も

睡眠で休養が十分にとれていない人の割合は成人の約二割と大変多いのです（平成二九年国民健康・栄養調査結果、厚生労働省）。とくに**四〇代は眠りに不満をもつ人が三割を超えていて、**男女とも、睡眠時間が六時間未満の人が約半数にのぼっていました。

この現実は、たんに「休養不足」ではすまないのです。睡眠のトラブルは糖尿病や高血圧などの生活習慣病、死亡率と関連があります。また、睡眠不足だけでなく、睡眠時間が長すぎる場合も健康被害につながるという結果もあります。

夜間に六～七時間程度の連続した睡眠をとることができておらず、眠りに問題を感じているなら、どのように眠れないのか、その原因を見極めて対処しましょう。

2：睡眠で感じる「三つの困った」、それぞれの対処法

寝つきがわるいときは生活時間の見直しを

眠る態勢を整えてもなかなか寝つけないことを「入眠困難」といいます。眠れずに、寝返りを繰り返したり、布団をかぶってみたり、もんもんと過ごす時間はとてもつらいものですね。なぜ、意思に反して寝つけないのか。そこには入眠のメカニズムが関係しています。

私たちの体や脳は、活発に活動するときには熱を生産していて体温が高く、休むときにはクールダウンします。体内時計の影響もあって、体温は目覚めとともに上昇し、夕方から下降し、睡眠中は最も低下するのです。

とくに夕方からメラトニンというホルモンの分泌が高まるとともに、体の内側の温度（深部体温）が低下するにつれて、自然な眠気をもよおし、寝つくというのが入眠のメカニズムです。「もう寝よう」と思っても、深部体温が高い状態ではなかなか寝つけません。

たとえば寝る直前にお風呂に入ると、体が芯から温まり、その熱が放出されるまで寝つきにくいのです。次の点に気をつけて、安眠を取り戻しましょう。

寝つきを改善する暮らし方DIY

起きたらまずカーテンを開け、自然光を部屋に入れます。朝、光の刺激によってメラトニンの分泌が抑えられると体内時計がリセットされ、およそ一五時間後には、再び体内でメラトニンの分泌が高まり、徐々に眠くなります。

体内時計は光の影響を強く受けるので、夕方から就寝前はなるべく明るい蛍光灯ではなく、間接照明など温かみのある照明の下で過ごしましょう。ホテルのラウンジやバーの照明が、くつろげる空間の照明の参考になります。

夕飯はなるべく消化のいいものを、軽めに、遅くても就寝二時間前には食べ終わるようにします。消化器系が活発にはたらいている時間は、深部体温が下がりません。

布団に入る二時間前までに入浴を済ませ、自然な眠気が訪れるのを待ち、眠気を感じてから寝室（布団）に入りましょう。

脳の覚醒作用があるもの、神経を興奮させるものも、寝る二時間前には遠ざけます。たとえばカフェインを含む飲み物を飲んだり、飲酒、スポーツをする時間に気をつけます。

ブルーライトを発するテレビ、パソコン、スマートフォンなどの利用も入眠や睡眠の質に影響します。ブルーライトは体内時計に影響し、脳を覚醒させるので、普段からブルーライトプロテクト機能のあるメガネを常用し、寝室にはスマートフォンなどを持ち込まないようにしましょう。

末梢血管の血流がわるいことによる冷え性で体の表面体温が低い人、低体温で深部体温が普段から低い人は、深部体温が下がりにくいため、入眠のメカニズムがはたらきにくい状態です。体や寝具を温めて就寝するのもいいですね（七九頁、「冷えがきつい」を参照）。

途中で目覚めるタイプはまず病気のチェック！

朝までぐっすり眠りたいのに、夜中に何度も目が覚めてしまい、再び眠ることができなかったり、眠れても睡眠の質がわるいと感じる状態は「中途覚醒」といいます。

忙しい時期などには「疲れているし、気が張っているから、眠りが浅いのだろう」などと考えるかもしれません。実際にそういう日もあります。しかし、中途覚醒にはいくつかの病気が関係している場合もあるので、症状が度々あり、日中に眠くなってしまうなど生活に支障がある場合は、適切な医療にアクセスし、まず病気の有無、背景などを確かめましょう。

❊夜間に二回以上トイレに起きる「夜間頻尿」

中高年になるとトイレの回数が増える「頻尿」を気にかける人が増えますが、昼間と夜間は分けて排尿の状態をチェックしましょう。基本的には、健康で、水分のとり方が適切（六〇キログラムの人なら一二〇〇ミリリットル／日）であれば、七時間程度の就寝中に尿意で目覚めることはまずありません。脳内で抗利尿ホルモンが分泌され、腎臓でつくられる尿量を調整しているので、朝まで膀胱にためておけるのです。

しかし一般的に、二回以上トイレに起きてしまう場合は「**夜間頻尿**」と考えます。泌尿器科では、夜間にたとえ一回でもトイレに起きることが生活の支障になっている場合は夜間頻尿として診療します。

夜間頻尿を起こす原因は「多尿」または「膀胱の機能低下」（一五七頁、「トイレが近い、間に合わない」の項目もチェック）、後述の「睡眠時無呼吸症候群」などです。

多尿は、水分のとりすぎのほか、糖尿病や尿崩症といった病気が原因でも起こります。とくに夜間の尿量が多い「夜間多尿」は中年以降、加齢による臓器の衰えなどから日中につくられる尿量が減り、相対的に夜間の尿量が増えること、心不全や腎不全といった病気の前兆である可能性もあるのです。このように、予防や病気の早期発見に役立てるのが攻めのDIY健康診断です。

夜間頻尿の場合、糖尿病など生活習慣病で治療中の人は主治医に、そうでない人は内科または泌尿器科を受診します。

※就寝中の大いびき、息苦しさで目覚める「睡眠時無呼吸症候群」

就寝中、大きないびきをかいていたと思ったら、静かになり、再び大きな呼吸とともに大いびきをかき始める。安眠を妨げられた家族からの訴えで発見されることが多い病気が「睡眠時無呼吸症候群」です。目覚めたときの息苦しさや口の渇き、頭痛、熟睡感のなさなどから、自分で気づく人もいます。

〝いびきが止んだ〟と見えるときは呼吸が一時的に止まっていて、それを一晩に何度も繰り返すので、寝ているようでも心身の休養になりません。本来、睡眠中は副交感神経が優位にあるリラックス状態ですが、睡眠時無呼吸症候群では交感神経が優位な緊張状態が続きます。

さらに無呼吸が心臓に負担をかけるため、夜間多尿も起こり、トイレに行きたくなって目が覚めることでも睡眠が分断されます。

男性に多く、肥満や低舌位（舌が口の上側から離れ、舌先が下の前歯辺りに落ちている状態）のために横になると気道が閉塞して起こるタイプが多いですが、痩せていても首が短い、小顔、舌や舌の付け根が大きいといった顔や首まわりの形体で起こしやすい人もいます。

高血圧や心臓、腎臓の機能障害など持病で治療中の人はまず主治医に相談、または睡眠専門外来を受診してください。

✲どうにもじっとしていられない「むずむず脚症候群」

病名が示す通り、下肢や腕がむずむずして、安静にしていられない感覚運動疾患が「むずむず脚症候群（レストレスレッグ症候群）」です。夜の就寝時に症状が出やすく、ときには皮膚の上を虫が這っていくような感覚や痛みを覚えることもあり、症状を緩和しようとして、患部をさすったり、伸ばしたりして動かしているとなかなか眠れません。

原因が明らかではありませんが、脳内のドパミン調節機能障害や鉄分の不足が関係していると考えられているため、医療は睡眠専門外来か内科を受診しましょう。

むずむず脚症候群の人の多くに、「周期性四肢運動障害（脚、腕、またはその両方がピクピク動いたり、素早く跳ねたりする）」も見られます。また、三分の一以上の割合で家族にも同じ症状が見られるとされます。

二つの視点でチェックする「早朝覚醒」タイプ

もう少し寝ていたいのに、午前四時、五時といった時間に目が覚めてしまい、再び眠ることができない、または眠れても睡眠の質がわるいと感じる状態は「**早朝覚醒**」です。

第一に確認することは、早く目覚めたその日、疲れが残っているか、どうか。

すっきり起きたとはいえないけれど、休養はとれたと思えるなら、さほど心配はありません。その場合、就寝時間が適当か、ちょっと見直してみましょう。たとえば夜九時に寝ると、午前四時までで七時間睡眠がとれます。成人としては十分な時間で、寝起きにトイレに行きたくなるのも、二度寝できないことも生理的に問題ないことです。自分のコンディションから考えた睡眠時間（七時間前後）と、起きたい時間から就寝時間を設定し直しましょう。もしくは早起きによってできる空き時間を、自分らしく過ごせる〝朝活〟に使うのもいいかもしれません。軽く体や脳を動かして、全身の目覚めを促す活動を見つけてみましょう。

一方、疲れが残っている場合は、うつ病の初期症状である可能性を考えます。とくに「最近、急に早朝覚醒するようになった」と感じている場合は、注意が必要です。次の簡易チェックをしてみましょう。

【簡易チェック1】

＊早朝覚醒など眠りのトラブルと同時に「食欲低下」がありますか？

ＹＥＳ――→簡易チェック２へ

ＮＯ――→経過観察　（二三一頁、「Base 3　休養」を参照）

【簡易チェック2】

＊この一カ月の間に、気分が沈んだり、憂うつになったりすることがよくありましたか？

＊この一カ月の間に、物事に対して興味がわかない、あるいは心から楽しめない感じがよくありましたか?

「よくあった」というのは、「ほとんど一日中、ほとんど毎日」が原則になります。

たった二問ですが、このどちらかに「はい」と答えるようであれば、うつ病の可能性が否定できないと考えて主治医に相談、または心療内科や神経科を受診しましょう。

3：基本のおさらい、よい眠りとは？

睡眠時間は短い場合が問題なのではなく、長過ぎても健康を損なう要因になり、平日の不足分を休日に〝寝だめ〟で取り返そうとすると、かえって睡眠障害をまねくので、毎日夜間に、なるべく規則正しいリズムで就寝することが大切です。

そして良質な睡眠がとれたという実感は、自然な入眠、バランスのいい眠り、爽やかな目覚めによって感じることができるものです。

最近ではアルツハイマー病のときに蓄積するアミロイドβが睡眠時に脳のグリンファティック系を介して排泄される可能性が示唆され、良質な睡眠はアルツハイマー病予防の点からも注目されています。

Glymphatic system
（グリア-組織間液による脳内蓄積物の排泄経路）

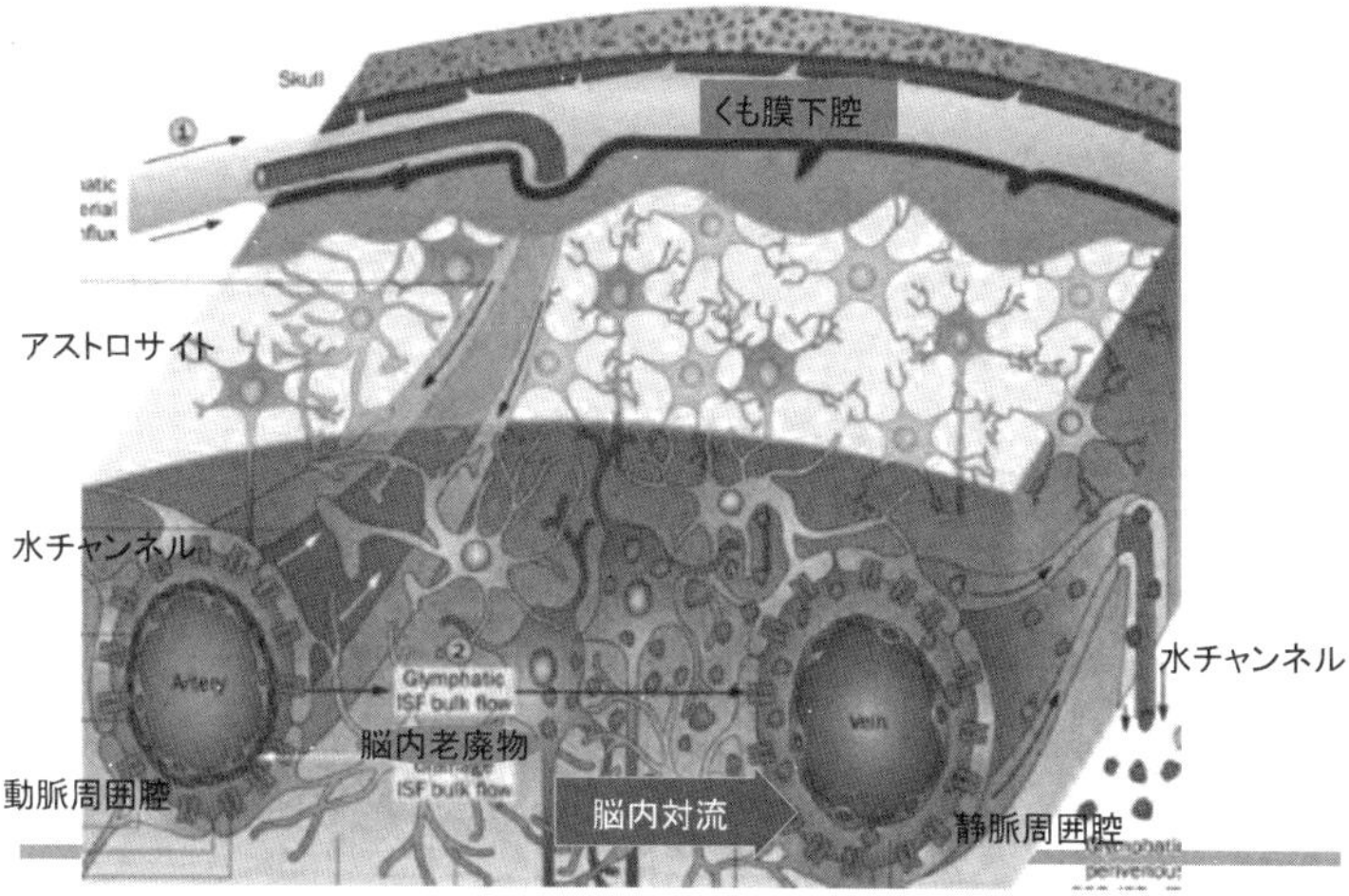

※入眠

寝つきのよし悪しは意識しやすく、睡眠の質に影響します。睡眠障害というわけではなくても、寝つきに問題を感じることがある人は六五、六六頁を参考に、暮らし方を見直して、自然な眠気に応じて眠りにつけるよう工夫してみましょう。

※レム睡眠とノンレム睡眠

眠りには、別名〝脳の眠り〟と呼ばれる深い眠り「ノンレム睡眠」と〝体の眠り〟と呼ばれる浅い眠り「レム睡眠」の二種類あり、就寝中はこの二つの眠りが交互に訪れます。

ノンレム睡眠時には神経細胞で構成されている大脳皮質が機能を低下して、休

睡眠のメカニズム

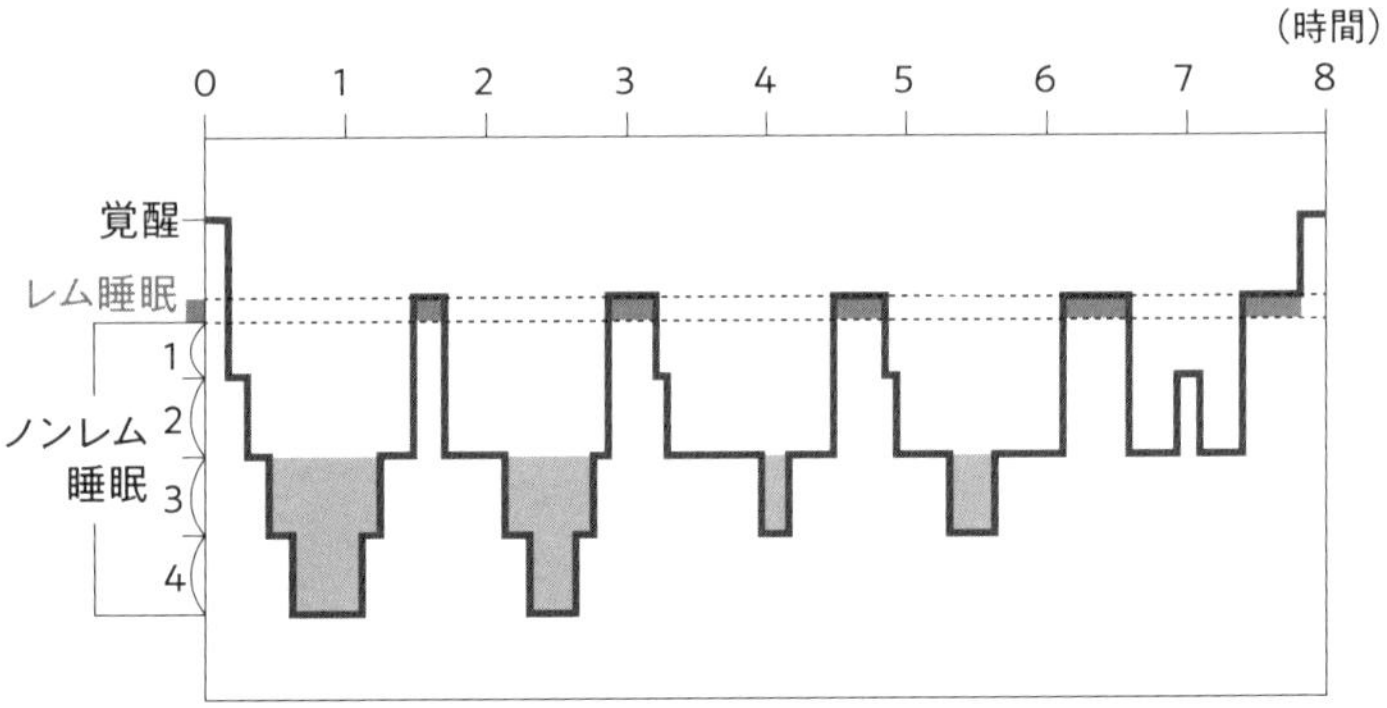

養をとり、脳機能の修復が行われます。このとき体はある程度、起きているので、寝返りを打つこともできます。もう一方、レム睡眠時には脳はほぼ起きていて、情報処理や体のメンテナンスなどを行い、体は脱力状態で休みます。

ノンレム睡眠はその深さによって四つのステージに分けられ、眠りについてから三〇～六〇分後に最も深いノンレム睡眠に入り、その後はおよそ九〇分周期で二つの眠りを繰り返し、明け方に近づくにつれレム睡眠の時間が長く（ノンレム睡眠が短く）なり、目覚めを迎えます。

成人では一晩に二種の眠りの繰り返しが四～五回あり、そのうち二割程度のレム睡眠がとれるのが、理想的な快眠とされます。

最近は、スマートフォンを枕元に置いておくと自分の睡眠の内容を把握することができるアプリなどもあるので、一度調べてみるのもいいでしょう。バランスよくレム睡眠とノンレム睡眠がとれているかをチェックできます。

※**目覚め**

爽やかに目覚めるにはちょっとしたコツがあります。睡眠は二種類の眠りがおよそ九〇分周期で登場するので、**九〇分の倍数で起きる時間を設定する**のです。

先に述べたスマートフォンのアプリなどを利用して、数日分の記録から自分の周期が予測できると、より快適な目覚めに配慮して設定できます。

アプリに浅い眠りのときにアラームを鳴らす機能が付属している場合もあります。

起きたら雨の日も寝室に自然光を入れましょう。光の刺激が全身の目覚めを促します。

4：「よく眠れない」を改善する医療やケア

睡眠薬について、備えの知識

睡眠薬は、効いている時間の違いから短時間型、中時間型、長時間型などと型が分かれています。睡眠薬を利用する場合は、生活スタイルに合わせた選択ができるよう主治医とよく相談し、処方された薬の型や飲み方、副作用についてよく聞き、用法用量を守りましょう。

また薬を休んだり、やめたい場合も、主治医と相談し、減薬によって生活（睡眠含む）に支障が出ないようにしたいものです。

一時的な不眠症状に使用可能な市販の睡眠改善薬を利用する場合も医師、薬剤師または登録販売者に相談し、薬について理解して利用するのが安全です。

なお現在、医学界では睡眠薬を長期間服用するとアルツハイマー型認知症などのタイプの認知症になるリスクが高まる可能性について議論があります。まだどのような人が、どのような薬をどれくらいの期間、服用するのがリスクになるのかなど詳しいことは判明していません。睡眠薬を利用して三年以上経過している場合は、一九〇頁「記憶力低下」ならびに一九一頁「判断力低下」などもチェックしてみましょう。

その他の睡眠改善DIYアイテム

✲漢方薬「酸棗仁湯《さんそうにんとう》」

とくに心身の疲労によって起きている睡眠のトラブル改善に利用されます。

✲機能成分「GABA」

天然アミノ酸のひとつで、γ-アミノ酪酸（Gamma Amino Butyric Acid）を略して、GABA《ギャバ》

と呼ばれます。主に脳や脊髄で「抑制性の神経伝達物質」としてはたらき、興奮を鎮めたり、リラックスをもたらす役割を果たします。気持ちを落ち着かせる「抗ストレス作用」があることから、睡眠のトラブル改善に利用されます。食品からとれるほか、サプリメントも販売されています。

✲メラトニンを含むサプリメント

メラトニンを含むサプリメントを入手することもできます。ただし、個人差があり、また商品によっても差があるのでご注意ください。また、メラトニンの作用だけに特化した薬もあります（ロゼレム®）。

5 冷えがきつい

一般的に、風邪と同様に「万病のもと」などといわれることが多いのが冷え。健康に関する三大主訴は肩こり、腰痛、頭痛とされますが、女性の場合は頭痛以上に冷えを訴える人が多いともいわれ、日頃の実感から「冷え性」を自覚する人が多いです。

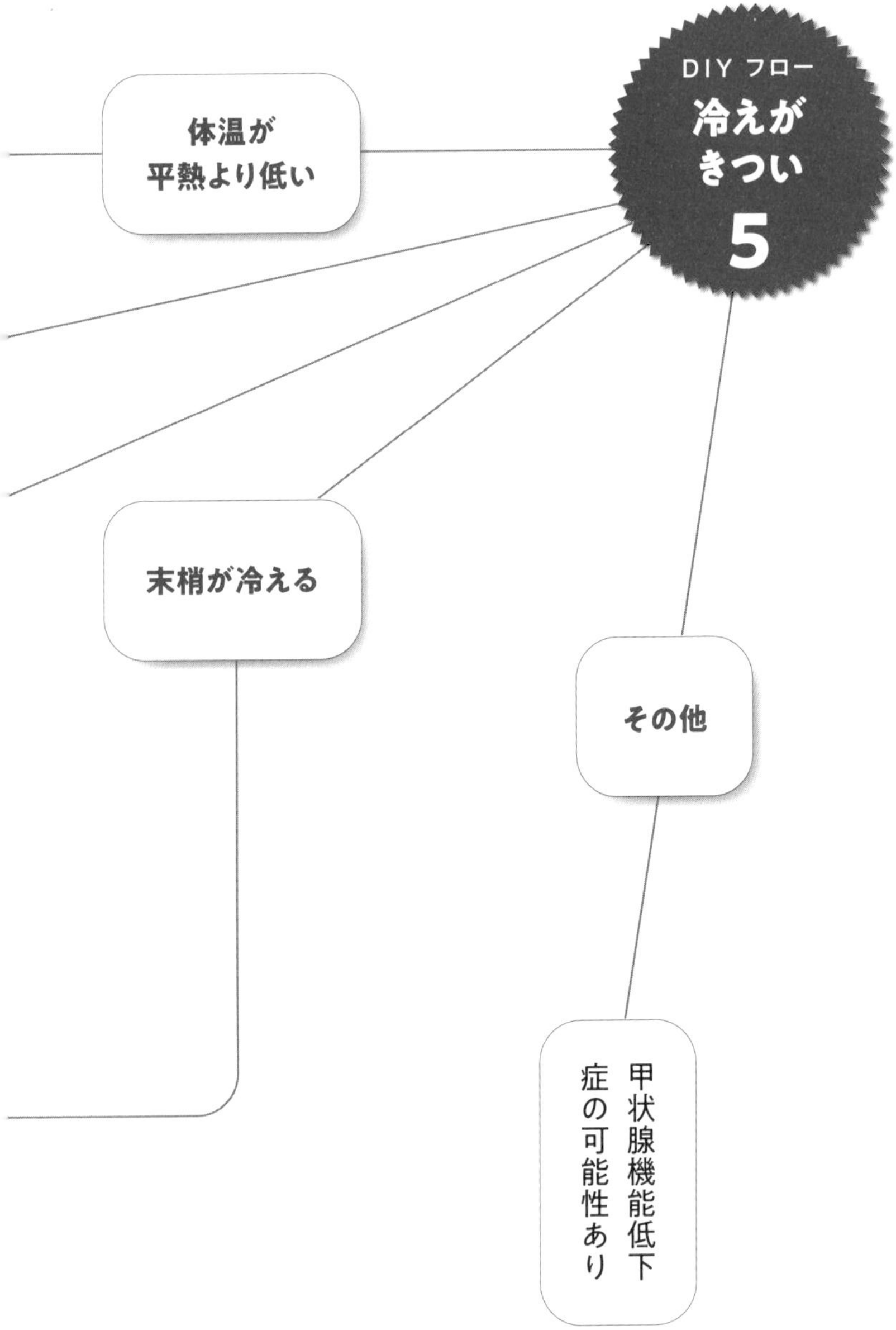
DIY フロー
冷えがきつい
5
体温が平熱より低い
末梢が冷える
その他
甲状腺機能低下症の可能性あり

体の芯が冷える（悪寒がする）

内科を受診する

運動や活動が減った

体重（筋肉）が減った

脈を測ってから、代謝を向上させる筋肉を鍛える

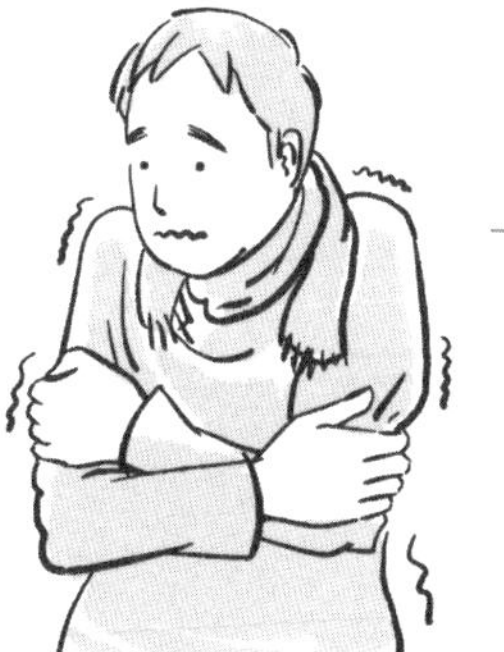

1：つらい症状と決別するための基本DIY

はじめに検温&脈を測る

季節を問わず、女性誌では〝冷え性予防〟や〝冷えとり生活〟が記事のテーマになっているようです。

そこで、そんなつらい症状や不安から解き放たれるために、本当に冷えているか確かめてみましょう。

臨床の場でも冷えはやっかいな症状で、「体が冷えている」と感じていても、サーモグラフィーで確認すると冷えていないことも多く、主観と客観が一致しないことがあるものですから、確かめてみることが大事です。

まずは体温を測ります。冷えを感じたとき、平熱と比べて、低いかどうかをみます。

平熱を知らない人もいるかもしれませんが、先に「風邪っぽい」の項（二七頁）でも述べたとおり、知っておくと、さまざまな体調不良を一次的に見極めるものさしになります。

平熱を知らない人は、体調のいい数日間、なるべく同じ時間に、安静にして熱を測って平熱を確かめましょう。体温は時間帯で変化し、朝起きた後は低く、昼から夕方にかけては上がり、再び夜に向けて下がります。そこで平熱を把握するには、数日同じ時間に計測するこ

脈を測る

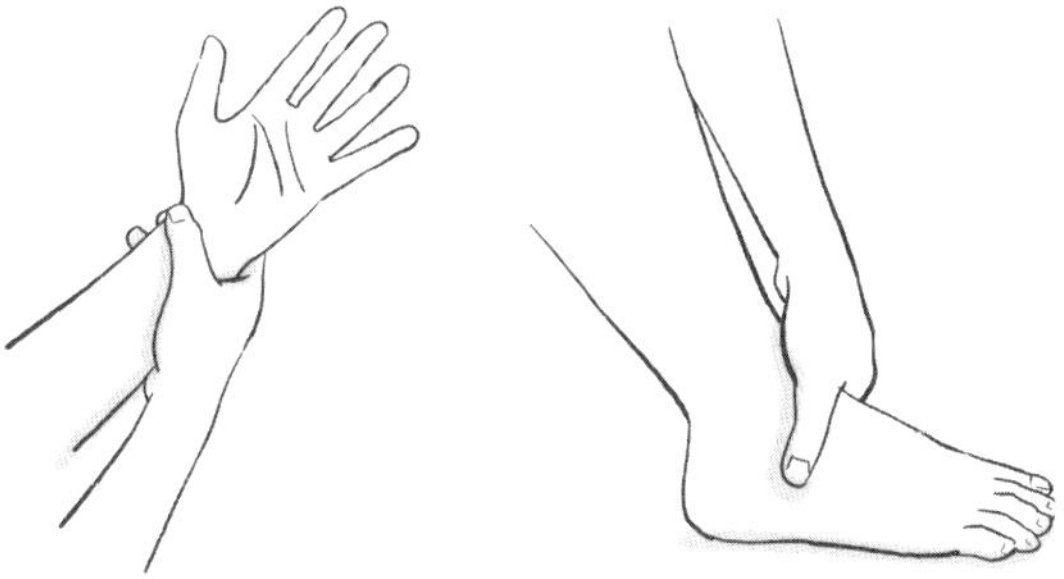

手首
親指のつけ根から少し下あたり

足背部
足の甲の最も高い部分あたり

とがポイントです。冷えを感じても、体温に大きな変化がない場合、それを確かめるだけでも安心材料になります。

検温して、体温が平熱と一度以上の差があった場合は原因を確かめる必要があるので、内科を受診しましょう。

次に冷えのタイプを分析します。体の芯が冷え、身震いするような悪寒があるタイプはすぐに内科を受診してください。

一方、手先や足先など末梢が冷えているタイプであれば、脈をチェックしてみましょう。脈は、一分間に心臓が拍動した回数（心拍数）です。図で示しているとおり、左右の手首や足背部（ふれないこともある）の動脈の両方で脈がふれるか確かめます。

左右差なく脈がふれていれば、末梢への血流に問題はないと考えてよく、脈がふれていない場合は、歩いたり、体を動かしてみて、もう一度、確かめてみましょう。冷え以外に不調も持病もないのに脈が弱い場合は、日頃から運動不足を解消して血行促進を！

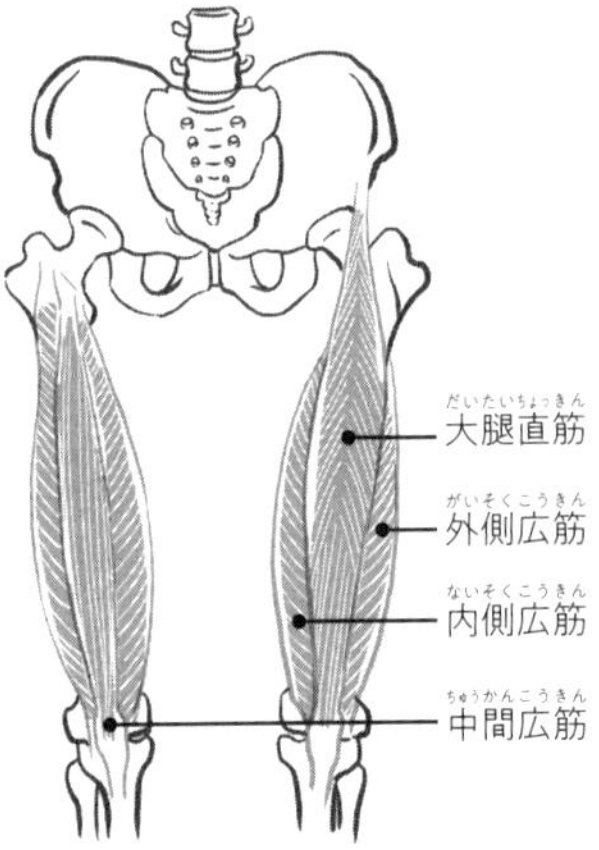

大腿四頭筋の図（前面）

筋肉減少も原因かも?!

脈の強弱と同様に、運動・活動不足による筋肉の衰えが冷えをまねくこともあります。筋肉は、安静にしているときも絶えずエネルギーを消費して熱をつくり、体温を維持する「熱源」としてのはたらきをもっているのです。

運動せず、筋肉が減れば、熱の生産量が減るので、体は冷えやすくなってしまいます。とくに太ももの筋肉（大腿四頭筋《だいたいしとうきん》）を維持することが予防として大切ですから、筋肉を意識した体操などを続けることがＤＩＹになります（予防のための体操を本項の最後に紹介します。また二二四頁、「Base2 運動」も参照）。

冷え改善で鍛えたい筋肉

大腿四頭筋は太ももの前側にある四つの筋肉の総称です。こうした大きな筋肉を鍛えて熱の生産量がアップすれば、それはつまり全身の代謝を向上させることにつながり、体温を上げるだけでなく、さまざまな健康効果が期待できます。

2：冷えから見つかることがある病気

ホルモンの分泌不全から体温低下に

喉仏の下にある甲状腺から分泌されるホルモンの分泌不全で起こる「**甲状腺機能低下症**」は、便秘や食欲低下、筋肉痛、肌荒れなど実にさまざまな不調を訴えて医療機関を受診したときに見つかります。「冷えがきつい」「低体温になった」「急に寒がりになった」などの訴えからも見つかることが多いです。

甲状腺機能低下症の多くは慢性甲状腺炎（橋本病）による場合です。冷えも含め、先述の症状などが続くようなら、内科を受診して病気の有無を確認しましょう。

3：冷えとり&予防のDIY

気持ちよく血流・体温アップ！

冷えとりや予防は、靴下の重ねばき、三つの首（首・手首・足首）を温める、薄手のものを重ね着する（空気の層を増やす）、腹巻や温罨法《おんあんぽう》でお腹を温める、臀部を圧迫しないようにするなど、皆さんすでによくご存知で、工夫されていると思います。

いずれの方法も手軽なDIYとしてよい方法ですが、中でも「足湯」は末梢の冷えの改善、血流・体温アップに効果があり、リラックスもできるDIYです。

気持ちいいと感じる温度（三八度前後）の湯を用意して、くるぶしより少し上までお湯につけましょう。入浴と比べて体力を消耗しないので、湯あたりの心配はないですが、湯が冷めきらないうちに上がりましょう。ついでに温まった足の裏をもみほぐすとより効果的です。

大腿四頭筋を保つ体操

仕事や家事の〝すき間〟で大腿四頭筋を鍛えましょう。座ったまま数分でできます。

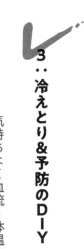

大腿四頭筋を鍛える

イスに座り、片足だけ伸ばすように足を持ち上げ、一〇秒キープ。呼吸は止めずに！

（左右の足、交互に一回一〇セット×三回以上／日）

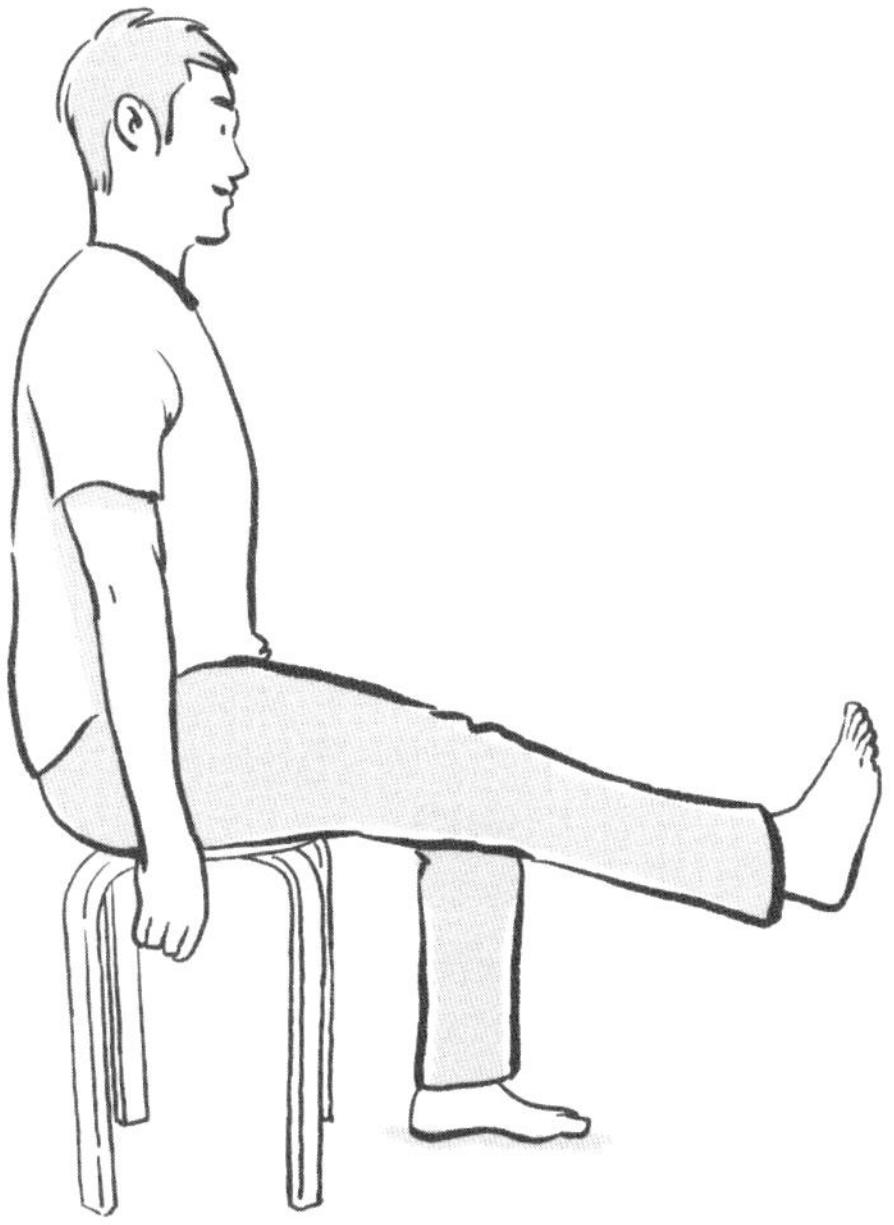

6

ほてる・のぼせる

男女とも、更年期と呼ばれる年齢になると増える症状のひとつが「ほてり」「のぼせ」です。一般的には原因が不明であることも多い症状ですが、更年期というひとつの節目を健やかに過ごすセルフケアのタイミングととらえてみましょう。

DIY フロー
ほてる・のぼせる 6

更年期

男性

女性

平均50歳前後に閉経
（その前後5年が更年期）

高血圧

ほてり＋高血圧の場合、まれだが褐色細胞腫の可能性あり、内科を要受診

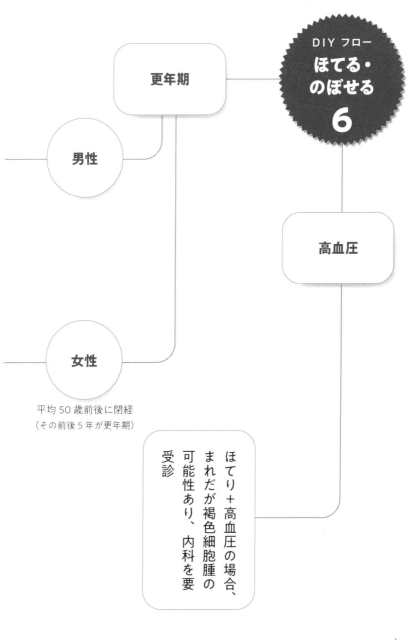

男性ホルモンの分泌量の低下＋全身倦怠感や無気力、性機能や筋力の低下などがみられる場合は、更年期障害の可能性あり

女性ホルモンの補充療法が症状改善の有効な選択肢

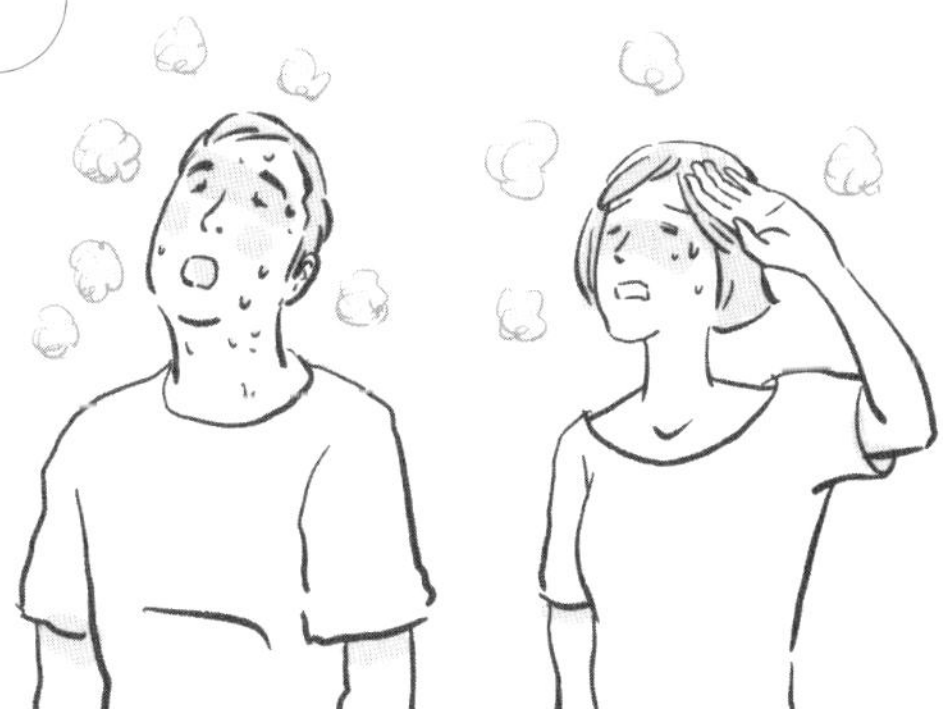

1：更年期かな?! と思ったら

ＱＯＬ改善する選択を

中高年の人がほてりやのぼせの症状を自覚すると、真っ先に「いよいよ更年期？」と考えることが多いかもしれませんが、それは血中のホルモンを調べてみると診断がつくのです。ホルモン分泌量が減少していると分かれば、補充し、症状を軽減するという選択肢があります。

補充する、しないという選択は後でするとして、選択肢は多いほうがいいでしょう。ここは男女で説明が異なるので、レディーファーストで分けて紹介します。

＊女性の場合

日本女性の閉経の平均年齢はおよそ五〇歳、更年期は閉経の前後約五年（約一〇年間）とされますが、これはあくまで平均値で、個人差があります。

更年期に入ると女性ホルモンの分泌が急激に低下し、さまざまな体調不良を起こすことが知られていますが、中には自覚するような症状はほとんどない人もいます。もっとも症状が強く、ＱＯＬに影響が出ることが多いのは「**閉経後三年以内**」といえます。この三年間のゴールデンタイムはとくに体調の変化に気をつけ、人それぞれで異なる「私の更年期症状」と向き合い、ＱＯＬを保っていきましょう。

持病や過去の病気のために選択できないこともあり、一概にはいえませんが、生活に影響するような重い症状があるなら、**ホルモン分泌量の低下**に対する女性ホルモンの補充療法が症状改善の有効な選択肢になります。

更年期の不調は思うように活動できないだけでなく、精神・心理的な症状をまねくこともあります。不安やイライラが鎮まらない毎日を過ごすなど、ご本人にとってとてもつらい状態が、大切な人との人間関係をこじらせ、残念な連鎖を起こさないようにしたいものです。人生を愉快に過ごせるように、ゴールデンタイムの処し方をぜひ工夫してください。

なお、ホルモン補充療法にはいくつかの種類や薬があるので、ホルモン分泌の状態を確認し、主治医と相談して、「私らしい生活」が保てる療法を選びましょう。

✲男性の場合

男性の更年期は女性のように明確なタイムラインがありません。男性のホルモン分泌量の低下は徐々に起こり、症状も徐々に現れ個人差も大きいので、自分では老化現象やストレスによる自律神経失調やうつなどと考える人が少なくないようです。そもそも更年期は女性特有のものと誤解している人もいるかもしれません。

しかし、男性ホルモンの分泌量の低下があって、全身倦怠感や無気力、性機能や筋力の低下などがみられる場合は、**男性の更年期障害**と考えられ、治療ができます。ホルモンの状態を調べ、テストステロン補充療法などを行って、生活の質が改善するケースもありますが、男性の場合のホルモン補充療法の効果は長期的視野で見る必要があります。その点が短期的に薬の効果を判断できるＥＤ（Erectile Dysfunction 勃起障害）の薬物療法とは異なるところです。

いずれにせよ自分の現在のホルモン分泌の状態を確認し、主治医と相談しましょう。

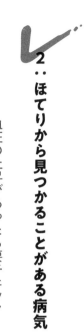

2：ほてりから見つかることがある病気

血圧の上昇があったら要チェック

左右の腎臓の上にある小さな臓器・副腎の病気で「褐色細胞腫」というものがあり、高血圧が主たる症状ですが、動悸、立ちくらみ、発汗、速い呼吸など多くの症状がみられることがあり、ほてりが受診の動機になることもあります。

副腎は血圧をコントロールするために欠かせないホルモンなどを分泌している臓器で、そこにできた腫瘍がカテコールアミンというホルモンを異常につくることにより、つらい症状を引き起こします。

急に原因不明のほてりが生じるようになったのなら、血圧の値も確認してみましょう。普段より高めになっていたら、内科を受診して病気の有無を確認してください。

7

腰が痛い

男女ともに人生のどこかで必ず一度は抱える悩み、それが三大主訴のひとつにあげられる「腰痛」です。腰痛持ちの自覚がある人も多いですが、自分の腰痛のタイプを理解し、コンディションを改善するケアができている人は少ないかもしれません。この機にＤＩＹを試みましょう！

DIY フロー

腰が痛い 7

腰の特定の部分が局所的に痛い

腰だけでなく、下肢のしびれなど違和感は広い範囲にわたっている

いわゆる「ぎっくり腰」
(「ぎっくり腰」を繰り返す)

いつも痛い、前かがみになっても楽にならない

痛みがある間は安静にし、激痛が鎮まったら整形外科医を受診する

「かかと歩き」
＋
「つま先立ち歩き」
で状態をチェック

問題あり
神経などのトラブルの可能性あり

問題なし
重篤なトラブルがなければ、セルフケア法を続ける

動作中に痛む、
前かがみになると
楽になる

脊椎管狭窄の可能性あり

腰椎椎間板ヘルニアの可能性あり

1：どこがどのように痛むか

同じ部位だけが痛むタイプ

年齢を重ねることによって腰椎の椎間板などが変形し、痛みを感じるようになるタイプは「変形性脊椎症」です。変形が軽いうちは無症状のことも多く、変形が進むと慢性的な痛みや可動域制限が起こり、「脊椎管狭窄」を伴うこともあります。

DIYチェックとして、ここでちょっと歩いてみましょう。

まず、かかとだけを着地して歩く「かかと歩き」で三〜五メートル、続いて、つま先だけを着地して歩く「つま先立ち歩き」で三〜五メートル。問題なく歩けますか？

かかと歩きは前脛骨筋《ぜんけいこつきん》という筋肉をはたらかせ、つま先立ち歩きは腓腹筋《ひふくきん》という筋肉をはたらかせて歩きます。いずれの筋肉も腰からつながる神経がコントロールしているので、歩行に問題があったなら、たとえ今、腰の痛みがさほどでなくても、神経に関するトラブルが始まっている可能性があるので、整形外科を受診し、確認しましょう。

そして普段はなるべく悪化させないよう、本項の最後に紹介するセルフケア法を続けてください。

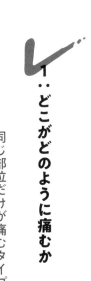

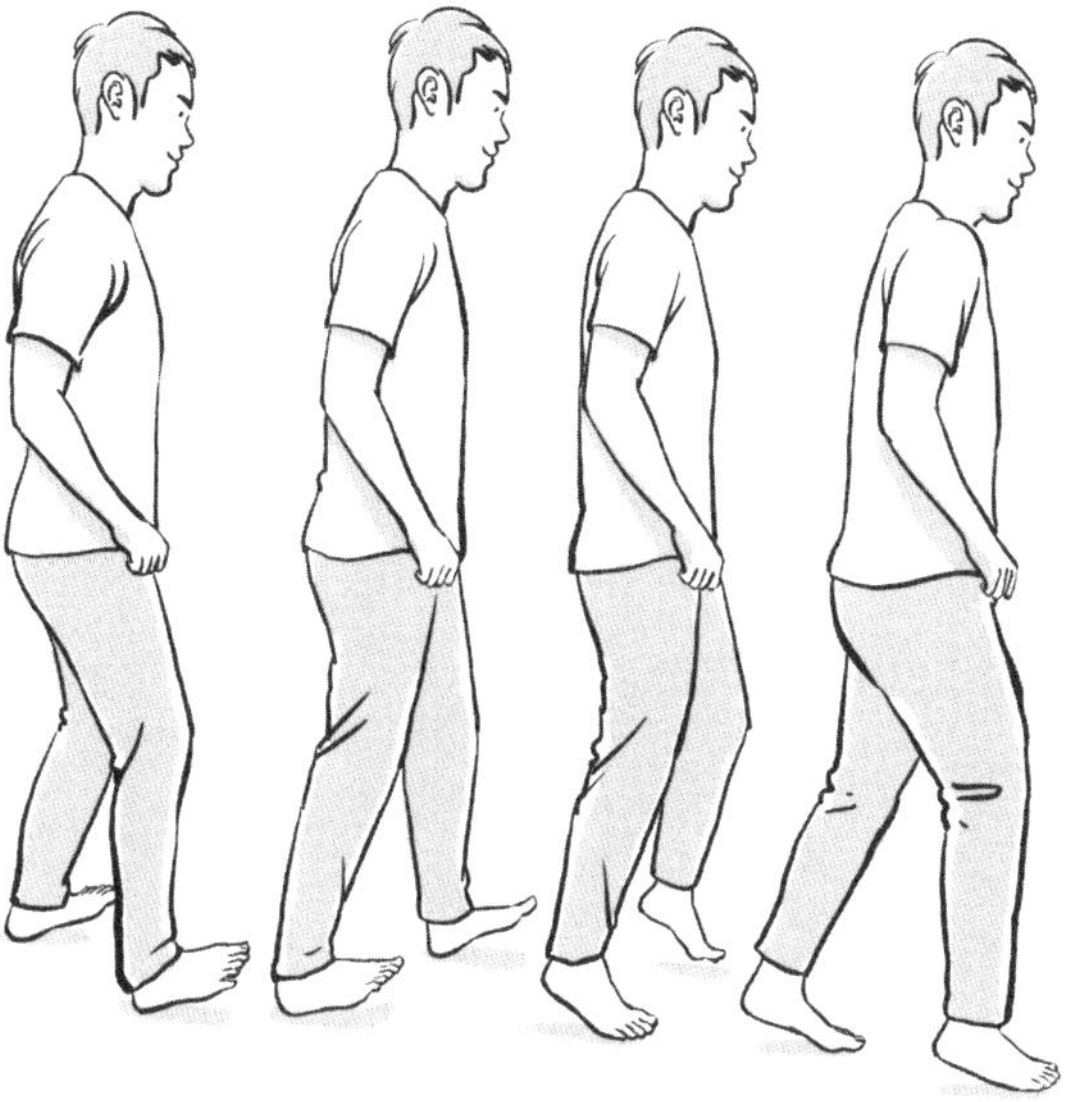

かかと歩き　　つま先立ち歩き

しびれがある、痛みが広がるタイプ

何らかの原因で腰部を通る神経が圧迫されると、広範囲の痛みや下肢のしびれを生じさせます。

✼動作中に痛み、前かがみになると楽になる

このタイプは「**脊椎管狭窄**」の可能性があります。加齢や背骨の病気などで椎間板が変形したり、背骨や椎間関節から突出した骨などが神経の通る脊柱管を狭くしたりして、神経を圧迫します。腰をまっすぐ伸ばして立ったときに神経にふれ、痛みますが、前かがみになると痛みがやわらぐのが特徴です。

✼いつも痛い、前かがみになっても楽にならない

このタイプは「**腰椎椎間板ヘルニア**」の可能性があります。腰椎の五つの骨をつなぐクッションの役割をしている椎間板の一部が外に出てきて（ヘルニア）、神経を圧迫します。ヘルニアは、わるい姿勢での動作や作業などで起こりやすくなるとされています。腰を温めることで痛みがやわらぐこともあります。

脊椎管狭窄や椎間板ヘルニアは整形外科で診察や検査を受け、症状の程度によって適した治療や運動療法などを行いましょう。

ぎくっ！　クセになりやすい痛み

急に襲われる強い腰痛は、**ぎっくり腰**といわれます。何かを持ち上げようとしたり、体をひねったりした場合だけでなく、朝起きた直後など何もしていなくてもふいに激痛が生じることがあります。原因は腰の関節の捻挫、椎間板損傷、腰まわりの筋肉や腱、靭帯の損傷などさまざまです。

患者さんの実感として、度々同じような痛みに襲われるようになり、クセになるといわれることが多いですが、実際にぎっくり腰を繰り返している場合にも、背景に脊椎管狭窄や椎間板ヘルニア、がん転移などが隠れていないかを確かめることが大切なので、激痛が鎮まったら整形外科を受診しましょう。

痛みがある間は安静にします。治ったら、予防のために体を動かして柔軟性を高める運動を。腹筋や背筋が弱ることで腰痛リスクも上がるので、腹筋や背筋も鍛えましょう。

2：自宅で腰痛DIYケア

つらい症状を緩和する新習慣

膝を抱えるポーズ

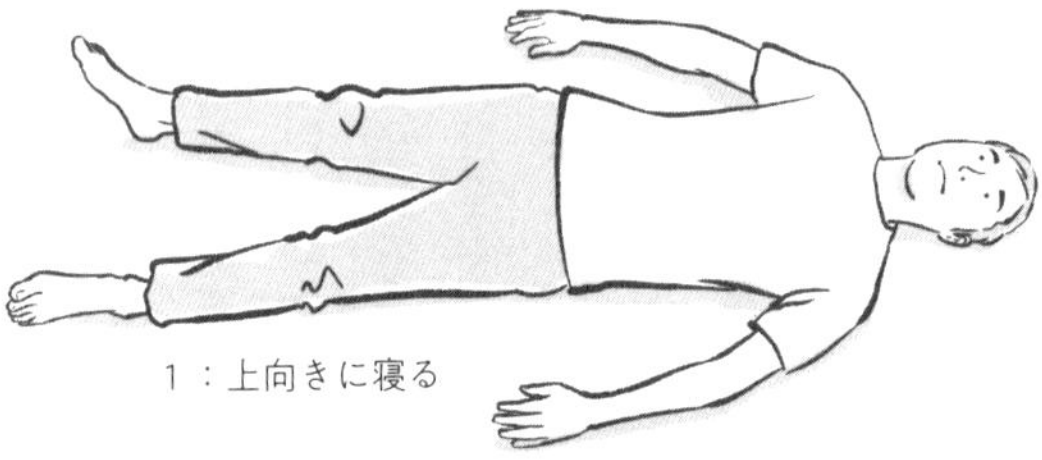

1：上向きに寝る

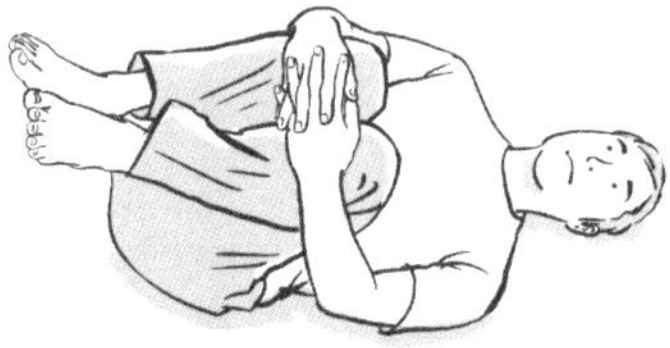

2：両膝を抱え込む（胸につくくらい）

＊朝夕、2回。大きく息を吐き、ゆっくり呼吸しながら行います。

※膝を抱えるポーズ

腰痛の予防や再発予防に朝晩、布団の上で行うなどでもいいので、息を吐きながら次のポーズをとりましょう。丸まったダンゴムシのイメージで。ぎっくり腰で安静にしているときにも、痛まないようならゆっくりこのポーズをとります。

※漢方薬「五積散」

とくに血行や水分の滞りによって起きている体の冷えや痛みのトラブル改善に利用されます。鎮痛剤との併用も有効です。

8

肩がこる

三大主訴の定番のひとつ「肩こり」。慢性的にこっていると、鈍痛を訴える人もいます。そして、こりや痛みの部位を尋ねると、肩から首、肩甲骨まわりなど、広い部分を示す人がみられます。それだけに原因を判断するのは難しい症状ともいえます。

DIY フロー

肩がこる

8

頸椎トラブルチェックで楽になるか、ならないか

❶パートナーに両肩を押さえてもらいながら（負荷をかけながら）それに抵抗するように肩をすくめる

❷力を入れたまま、1、2……と数え、3で脱力する

腕が上がらない、動かない

肩関節周囲炎の可能性あり

頭痛を伴うか

頭痛を併発している場合は、念のため脳の画像検査を

楽になる

筋肉による肩こり。肩回りの筋肉をほぐすこと

動き自体がつらい

ストレートネックほか、頸椎トラブルの可能性あり

頸椎トラブルチェック

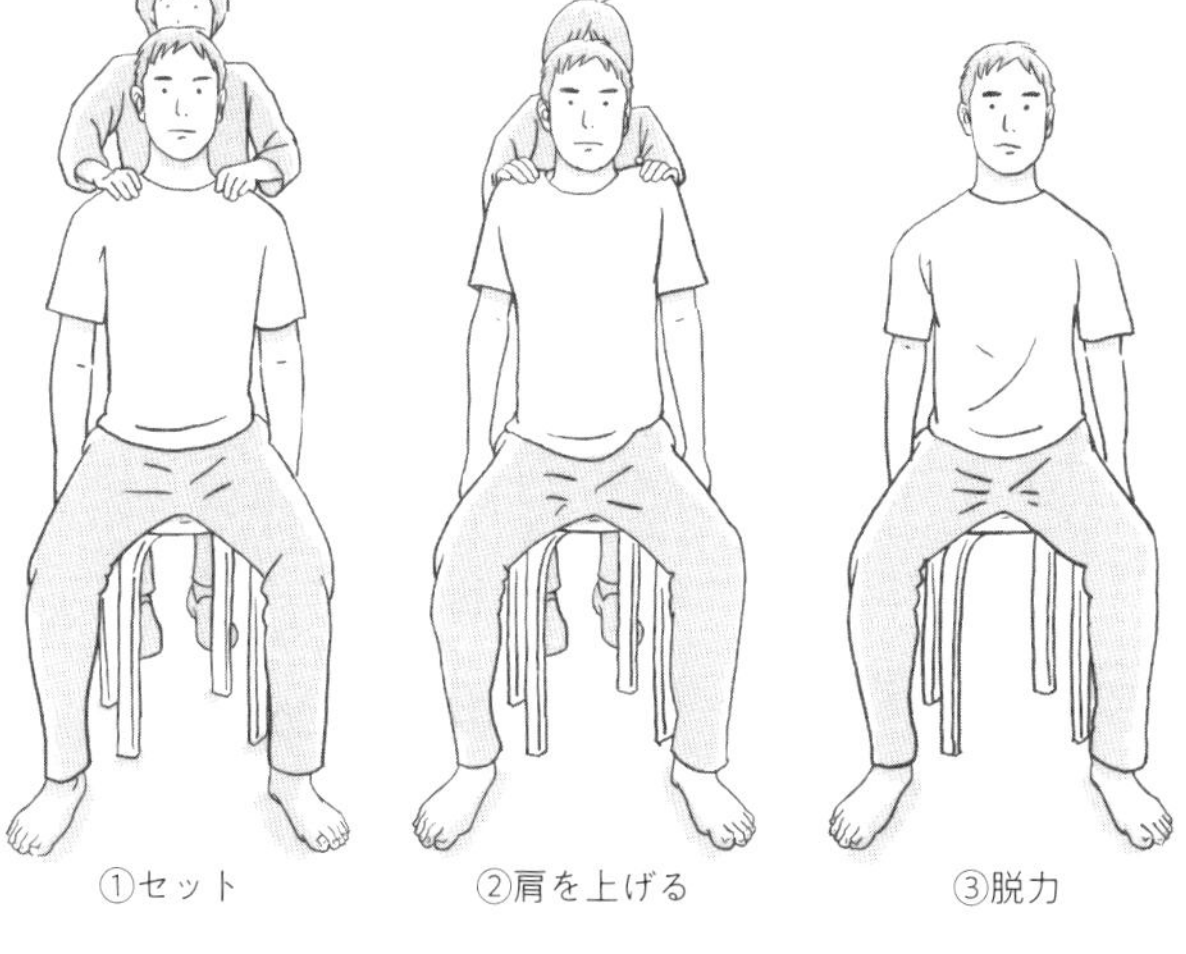

①セット　②肩を上げる　③脱力

1：まず頸椎トラブルの可能性を調べる

ストレートネックを見逃さない

冒頭のフロー8（一〇七頁）で、パートナーに肩を押さえてもらいながら肩をすくめる動き（頸椎トラブルチェック）を試してもらいました。これで「こりが楽になった」と感じることができるなら、それは肩の筋肉がこっていた可能性が高いのです。

引き続き、こりをほぐすように肩まわりの筋肉を動かしましょう。

筋肉の血液循環が悪くなることで発痛物質がたまり、神経を刺激してさらに筋肉の緊張が高まって、血液循環が悪化するという悪循環になっている可能性が高いので、仕事や家事の合間などもこまめに動かしていきましょう。

一方、肩をすくめる動きをしようとしても、それ自体がとてもつらい、肩や腕にしびれが走る、動くことはできたが楽にならない、だるくなるなど違和感がある場合は、「ストレートネック」など頸椎のトラブルの可能性があるので、整形外科を受診して確認しましょう。ストレートネックは見過ごされていることが多い病気です。

頸椎は本来、前に湾曲しているものですが、これが何らかの原因でまっすぐになってしまうと、首の筋肉が前方に引っ張られて伸び、緊張します。首が細くて長い人はよりなりやすく、なで肩の人も首の筋肉が下方にも引っ張られるため、緊張が強くなります。そのため、どちらかといえば男性より女性の患者さんが多くなります。

また、パソコンを使った作業では首が前に倒れ、首の筋肉を伸ばし、緊張しやすい姿勢をとることが多いので、長時間、パソコン作業をする人にも多くみられます。

ストレートネックになっているかどうかはレントゲンを撮れば分かります。思い当たる人は、頸椎トラブルの可能性を除外することをまず肩こり改善ＤＩＹの第一歩にしましょう。

頭痛を伴ったら軽視しない

肩こりに加えて**頭痛があるときは、一度は脳の画像検査**（ＣＴやＭＲＩ）を受け、脳内に腫瘍などがないか確認しましょう。

肩関節周囲炎も中高年に多い

肩こりや肩の痛みを訴える中高年の人には、「腕も上がらない」「可動域が狭くなった」といった訴えをする人が混ざることがあります。これは俗に「四十肩」「五十肩」などと呼ばれる「**肩関節周囲炎**」の可能性があり、症状の原因は肩関節の老化であることが多いです。

肩関節周囲炎チェック

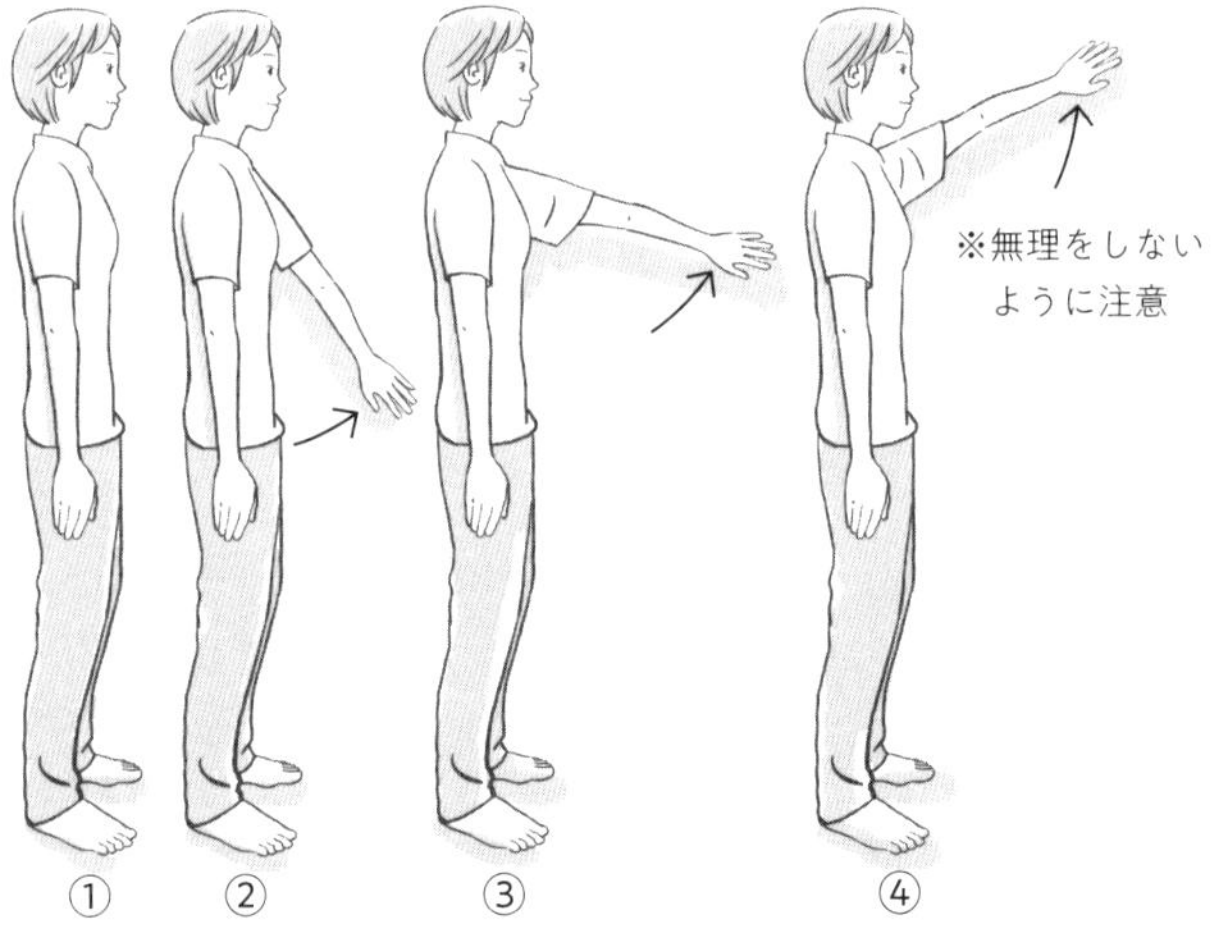

肩関節周囲炎かどうかは、次の動きでおよそのチェックができます。また肩関節を動かしたときに痛みが生じるものなので、腕を横に開く、背中に回すといった運動で痛みが出る場合も可能性が高いです。

肩関節周囲炎チェック

1：壁に対して横向きに立つ。
2：痛むほうの手を壁に添わせて、腕を徐々に上げていく。

腕が上げられない場合は、無理して上げようとせず、整形外科で診察・治療を受けましょう。
なお、セルフケアでは患部を温めるべきか、冷やすべきか迷う場合があると思いますが、筋肉や関節の痛みに対しては、「**急性期は冷やす**」「**痛みがやわらいできたら温める**」が原則です。

しかし四十肩や五十肩が起きたとき、お風呂でよく温まったら改善した、などということもあるので一概にはいえません。繰り返す症状にはＤＩＹで「自分が楽になる方法」を見出し続けるチャレンジが欠かせません。ぜひ自分の改善法を見つけてください！

2：すき間時間にDIYケア

慢性的なこりをほぐすため、まめにストレッチを行いましょう。

つらいこりをほぐすストレッチ

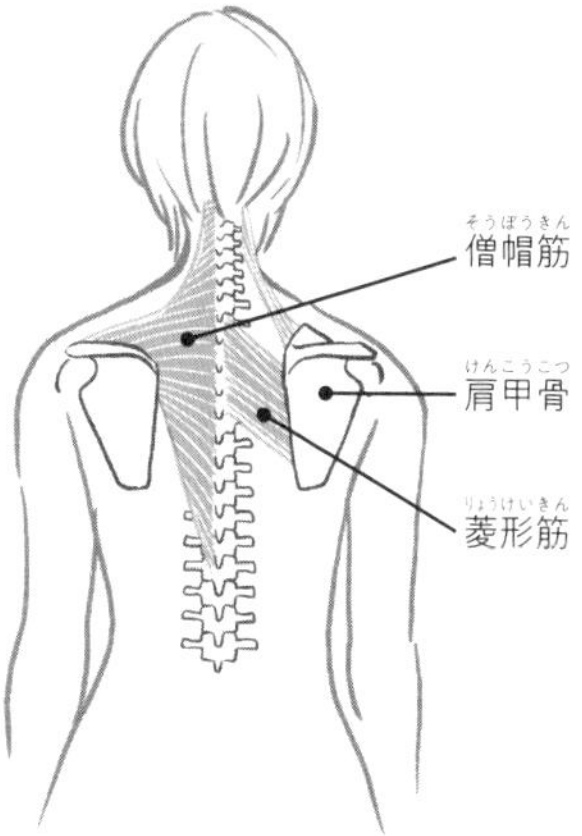

菱形筋：肩甲骨の内側の筋肉で、僧帽筋の下にあります

僧帽筋：首から肩、背につながる表層の筋肉です

菱形筋ストレッチ

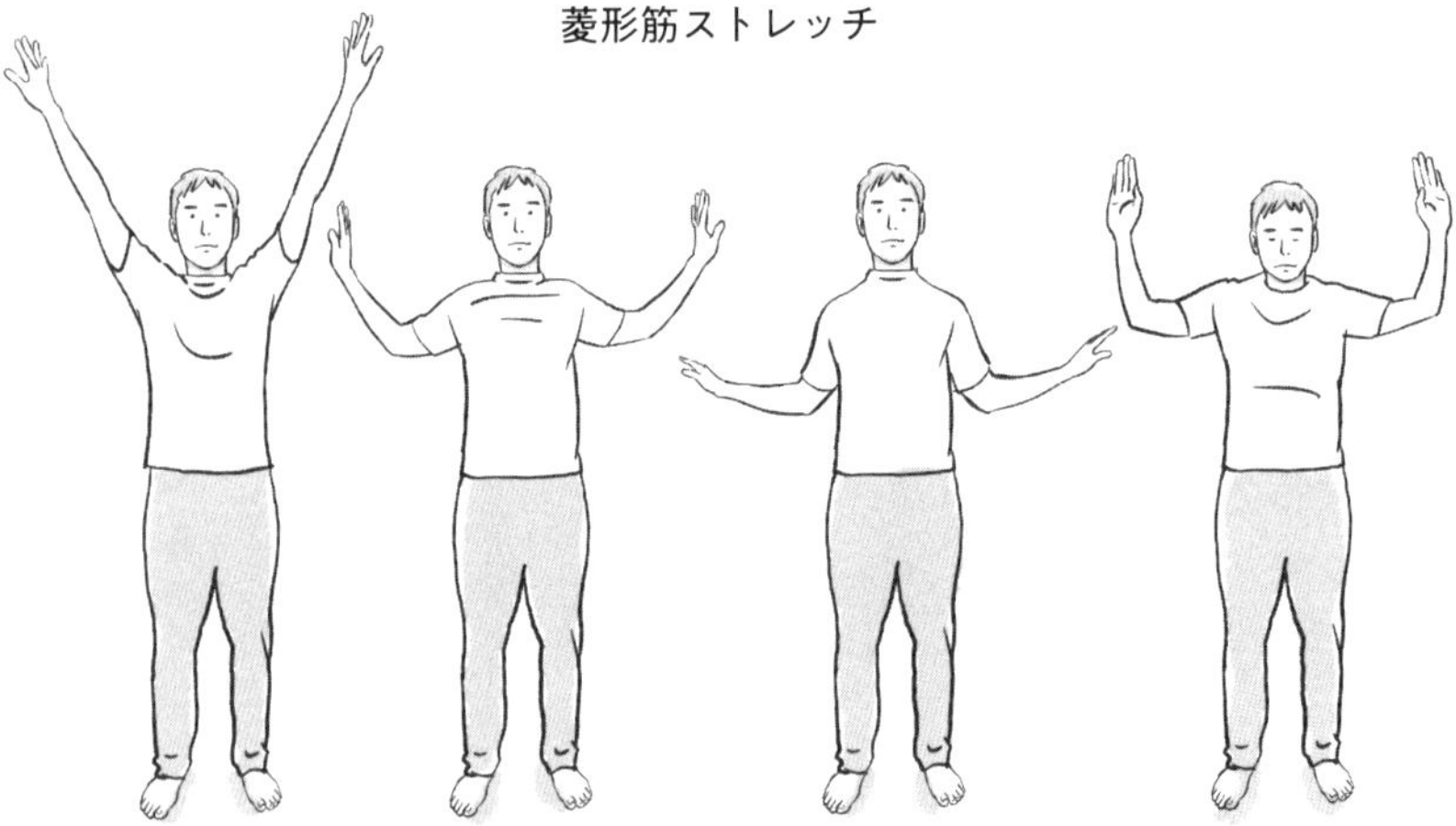
①腕をあげる　②肘を曲げながら下ろす　③肩甲骨を寄せる　④肩甲骨を離す

菱形筋ストレッチ

1：腕を上げて立つ（手のひらは外側へ向ける）。

2：肘を曲げながら腕を下ろし、肩甲骨を寄せたり、離したりする。

僧帽筋ストレッチ

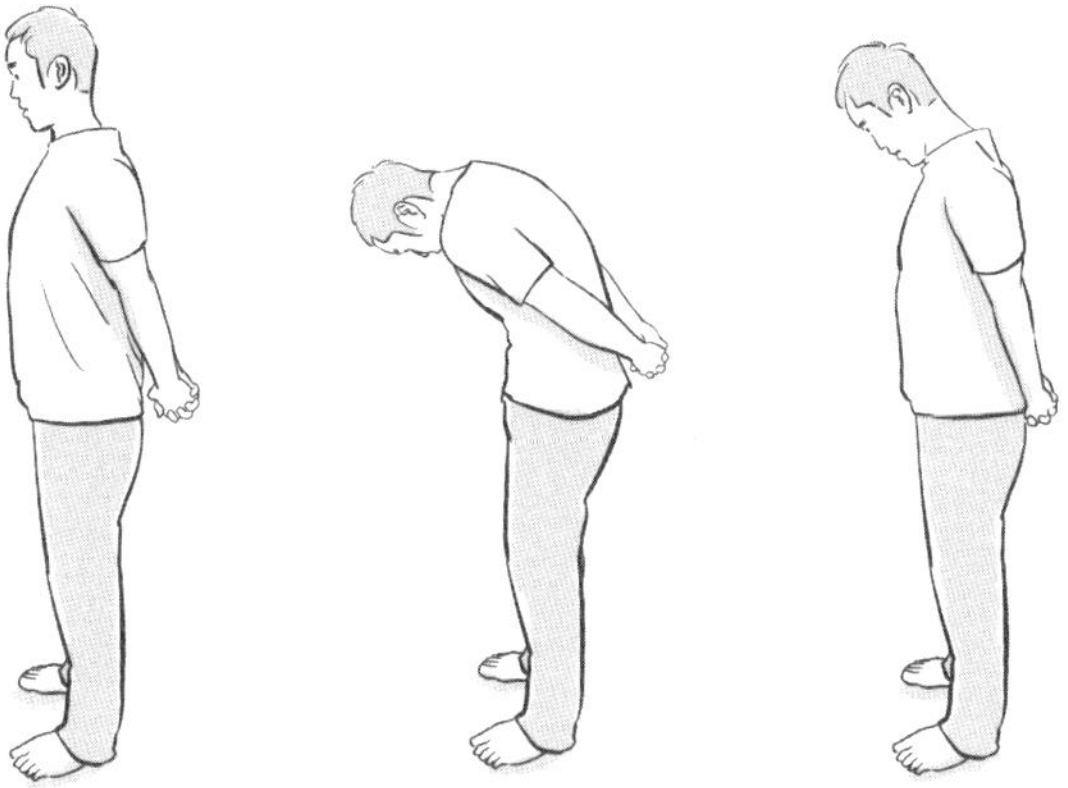

①後手を組む　②背を丸める　③肩甲骨を寄せる

僧帽筋ストレッチ

1：なるべく背筋をのばして立ち、後手を組む。

2：うなだれ、肩を丸めたり、肩甲骨を寄せたりする。

9

眼がわるくなってきた

加齢や老化を自覚するタイミングとして、「眼がわるくなってきた」と実感したときが多いなどともいわれるほど、眼の老化は多くの人を悩ませる症状で、おしゃれなシニアグラスや拡大鏡が大ヒットしています。中年以降に増える眼病のＤＩＹを紹介しましょう。

DIY フロー

眼がわるくなってきた 9

眼が疲れ、頭痛や頭重を伴う

PCやスマホの見すぎで目が乾く

ドライアイの可能性あり

近くの物を見るとき
ピントが合わず、疲れる

老眼の
可能性あり

以前より周囲を
まぶしく感じる

白内障の
可能性あり

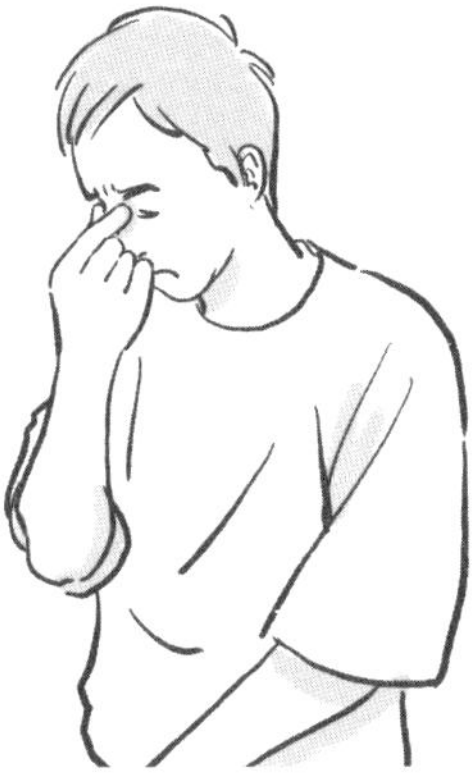

緑内障の
可能性あり

※いずれも眼科での診察を

1：眼のトラブル御三家を知っておこう

正しくは「老視」という老眼

一般的に、「老眼」という呼ばれ方が定着しているので、ここでも老眼で解説を進めましょう。中高年になって新聞が読みづらくなったりすると、「老眼がはじまった?」と心配して、ネットで調べたことがある人も多いかもしれません。

老眼は、眼のピント調節機能が衰えるものですが、それだけでなく、視力やピントにさほどトラブルがなくても明暗（コントラスト）を見分けにくくなる場合もあります。

メガネやコンタクトレンズを使った経験のない人には、老眼がメガネデビューになって、わずらわしさを感じることもあるかもしれませんが、眼を疲れさせないために、眼科で検眼した上で、自分の眼の状態に合った老眼鏡や老視用コンタクトレンズを利用しましょう。

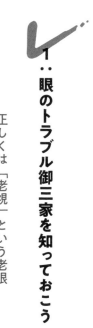

「まぶしい」が増えたら眼科へ

眼の中の凸レンズである水晶体が濁る眼病「白内障」の初期の訴えとして多いのが、「まぶしく見える」です。白内障は、濁り方によって数種のタイプに分かれるものの、加齢による白内障（老人性白内障）は主に皮質の混濁（皮質白内障）や核の硬化（核白内障）であることが多いとされます。濁りによって水晶体で光が散乱するので、霞んで見えたり、物が二重に見えたりすることもあります。

ごく初期の白内障は点眼薬で進行を遅らせることができる場合もあるので、症状を感じたらまず眼科で診察を受けましょう。

自覚症状に乏しい「緑内障」

中高年以降に増える眼病で、早期発見の重要性が指摘されている病気のひとつが「緑内障」です。緑内障では「房水」という液体が眼の中で循環して保っている「眼圧」が上がることなどにより、視神経の機能障害（視力、視野の悪化など）が起こるもので、失明の原因にもなる病気です。

初期に頭痛や頭重を訴える人もいますが（三七頁、「頭が痛い」参照）、視覚的な自覚症状はほとんどなく、見つかりにくい病気です。日本緑内障学会が行った疫学調査では四〇歳以上の日本人における緑内障有病率は五・〇パーセント（二〇人に一人）、調査で見つかった緑内障の人の約九割が病気に気づかずに過ごしていたことが報告されました。

診断・治療の進歩から、早期から眼圧をコントロールすることで、進行を遅らせる可能性が高いので、早期発見・早期治療が重要だと考えられています。

さらに、眼圧が正常範囲であるにもかかわらず緑内障になる「正常眼圧緑内障」に注意が必要です。つまり、健康診断などで測る眼圧だけでは分からず、診断は視野の特徴的な変化などを調べて行われます。

ＤＩＹとしては**自分の眼圧や視野を知っておき、定期的に測った際に変化を見逃さないこと**が大切でしょう。

2：内科診療でも患者増を感じる

ドライアイにも要注意！

内科の臨床に携わる中で、専門外ながら患者さんが増えていると感じる病態が「ドライアイ」です。

内科的には、ドライアイは自己免疫疾患である膠原病のひとつ「シェーグレン症候群」の主訴となることが多いのですが、そのような他の病気とは関係なく、**眼が乾くことを不調として訴える人が増えている**ようです。

ドライアイとは、涙の分泌量が減るか、分泌量は十分でも涙の質が低下することによって、目の表面を十分に潤すことができなくなった状態です。

こうしたドライアイ増加の背景には、長時間ＶＤＴ作業があります。

ＶＤＴ作業とは、ディスプレイ、キーボード等により構成されたＶＤＴ（Visual Display Terminals）機器を使ってデータの入力や検索、文書の作成や修正、プログラミング、監視などを行うことで、現代では多くの人が長時間を費やしている作業です。

長時間、こうした作業をしていると、まばたきの回数が減少して目が乾燥しやすくなるうえ、ブルーライトを主な光源とするＬＥＤディスプレイが普及したことにより、他の光源よりエネルギーが強いブルーライトによって、より眼が疲れるため、作業の合間に適度の休みをとることが推奨されています。

一般的に、作業時間が一日四時間を超える場合は眼の疲れや乾き、肩こりなど自覚症状の訴えが増えるので、他の業務と組み合わせてＶＤＴ作業時間を短縮するのが望ましく、連続作業が一時間を超えないよう、合間に一〇分程度の休息を取り入れ、「ＶＤＴ作業では使わない筋肉を使おう」と呼びかけられています。

一一二頁で紹介している「菱形筋ストレッチ」や「僧帽筋ストレッチ」のほか、本書で紹介しているポーズやストレッチから好みのものを行うのもいいですし、会社の非常階段を上り下りするなどもいいかもしれません。

なお、仕事でなくても、テレビ鑑賞やスマホゲームなど、一時間以上連続してブルーライトを発するディスプレイを見続ける場合、合間に眼を休める時間をもちましょう。

3：ピント調節機能向上DIYケア

すき間時間に、眼の体操

生活の中のすき間で、眼のピント調整機能を高める眼の体操をやりましょう。同一方向を凝視するVDT作業の合間などに行うと、眼の筋肉のストレッチにもなります。

眼のDIY

1：眼の前で人差し指を立てる。
2：立てた指を前後・左右・上下に動かし、指先にピントを合わせて視線で追う。

眼のDIY

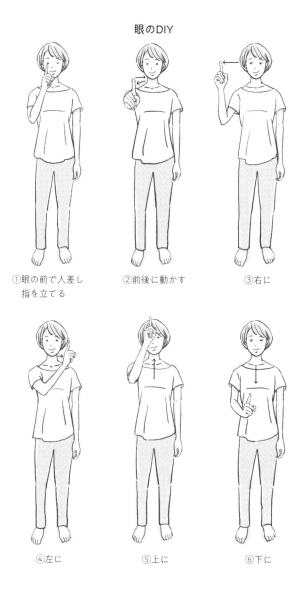

①眼の前で人差し指を立てる

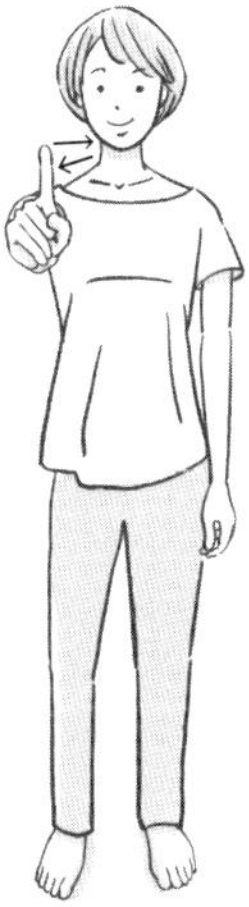

②前後に動かす

③右に

④左に

⑤上に

⑥下に

10

胃がもたれる・胃が弱い

胃をご自身のウィークポイントだと思っている人も少なくないでしょう。とくに忙しい生活で、食生活やストレスの影響を受け、胃もたれや胃弱が続いていると自覚している人も多いのでは。胃弱の陰に病気が隠れていないかチェックしましょう。

DIY フロー

胃がもたれる・胃が弱い 10

「胃もたれ」「消化不良」が
一週間以上続き、痩せてきた

即、内科を受診すること

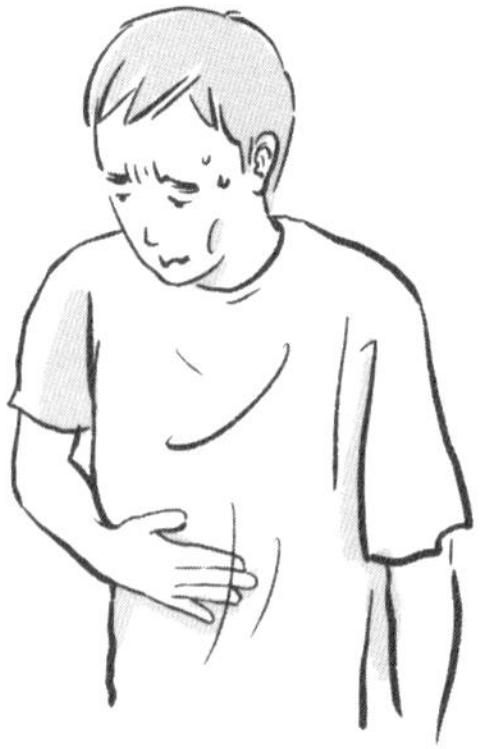

感じるのは「胃もたれ」「消化不良」といった症状だけ

繰り返す場合は、胃炎や胃潰瘍、ピロリ菌などの検査を

胃もたれなどのほか、背中に痛みがある

膵臓にトラブルがある可能性あり。要内科受診

1：胃弱イコール胃炎ではない

症状頻発なら胃炎・胃潰瘍の検査を

日頃、胃が弱いと感じている場合は、消化力が弱っているのか、それとも症状の背景に胃炎（胃の粘膜の炎症）や胃潰瘍（粘膜の深い傷）といった病気が隠れていないか確かめましょう。診察や胃カメラなどの検査で何も問題がなければ、胃弱をまねいている原因を考えてみましょう。暴飲暴食や脂質の多いこってりした食事、刺激物を多く含む料理や調味料の多用など、胃酸の分泌を乱し、消化酵素を分泌する膵臓の機能を低下させる生活をしていませんか？　生活の中で受けているストレスも、影響しているかもしれません。

生活改善をしていく一方で、**消化酵素を補うといい**でしょう。市販薬にも消化を助ける消化酵素が配合された胃腸薬（消化酵素薬）があります。

一方、胃炎や胃潰瘍が見つかった場合、その原因はヘリコバクター・ピロリ（ピロリ菌）感染であることが多いです。ピロリ菌に感染すると、ほとんどの場合に胃炎が起こり、除菌しない限りピロリ菌は胃の中にすみ続け、炎症が慢性化します。すると胃の粘膜を保護する力が弱り、胃弱の症状が出て、胃潰瘍や胃がんのリスクも高まります。

背中の痛みは膵臓からのSOSの可能性

胃もたれ、消化不良といった症状に加えて、背中に痛みを伴う場合は、膵臓に何らかのトラブルが生じている可能性を考え、内科の診察を受けましょう。膵臓は俗に「沈黙の臓器」のひとつに数えられ、機能低下や病気が見つかりにくいのです。

膵臓は、胃の裏側（背側）にある横に細長い臓器なので、背中の痛みをサインと考えます。

痩せるほどの消化不良は即受診

一週間以上、胃の調子がわるい状態が続き、食欲も落ちて、食事がとれず、痩せてきたら、やはり何か問題があると考えて、内科を受診してください。

2：胃弱ケアのDIY

いつでも場所を選ばずできるセルフケア

ヨガのメソッドを応用したケア法を試してみましょう。深部が温まるのを感じるイメージで、静かに手当てをしてください。

みぞおちの手当て

1：座っていても、寝ていてもOK。リラックスできる姿勢をとる。

2：みぞおちに左手を当て、右手を重ねる。

3：両手で左奥を押すイメージでゆっくりと力を込め、しばらく静かにしている。

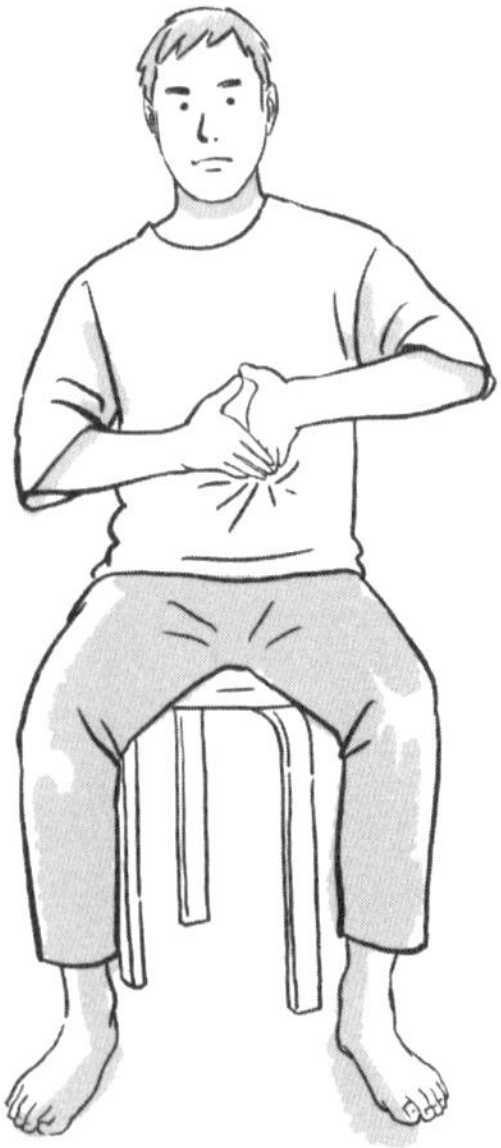

11

息切れする

若い頃には問題なく上れたのに、いつからか坂道や階段を上ると息切れする。そのように生活の中で体を動かす程度の運動で息切れ症状が出るなら、呼吸器をはじめ何らかの病気の可能性をチェックしたうえで、ＤＩＹ健康づくりに取り組みましょう。

DIY フロー

息切れする 11

息切れを評価する質問チャートでチェック

呼吸器以外に問題がある場合

貧血、あるいは軽い心不全の可能性あり

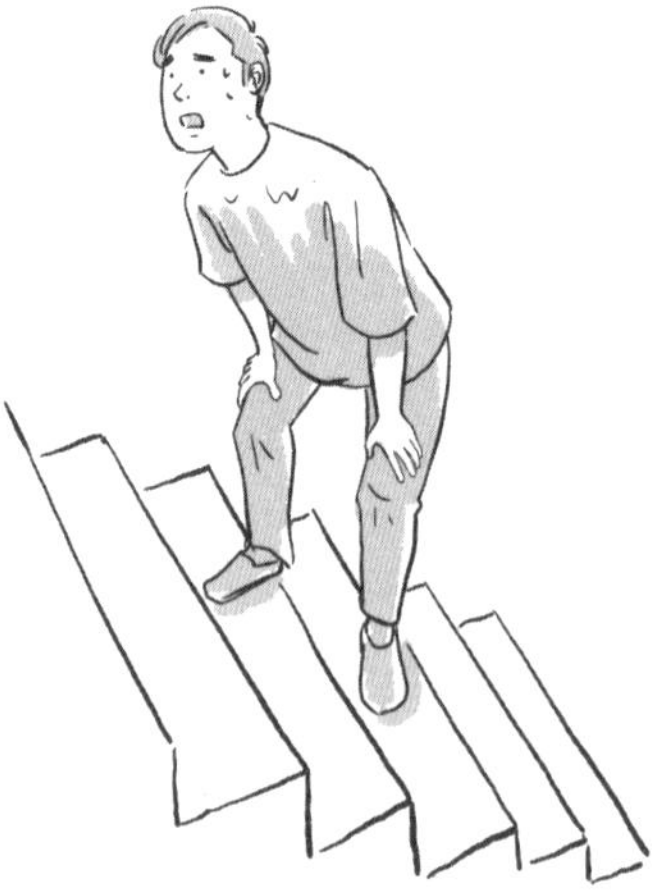

呼吸器に
問題がある場合

喘息あるいは
COPDの
可能性あり

息切れを評価する質問チャート（日本呼吸器学会）

グレード0	激しい運動をした時だけ息切れがある。
グレード1	平坦な道を早足で歩く、あるいは緩やかな上り坂を歩くときに息切れがある。
グレード2	息切れがあるので、同年代の人よりも平坦な道を歩くのが遅い、あるいは平坦な道を自分のペースで歩いている時、息切れのために立ち止まることがある。
グレード3	平坦な道を約100m、あるいは数分歩くと息切れのために立ち止まる。
グレード4	息切れがひどく家から出られない、あるいは衣服の着替えをする時にも息切れがある。

1：肺の病気の可能性を考える

慢性的な息切れを起こす原因としては、COPD（慢性閉塞性肺疾患）や喘息の可能性をまず考えます。

COPDと喘息

この二つの病気は、「閉塞性肺疾患」という疾病分類の中に含まれます。

COPDは喫煙習慣が原因であることが多いと知られています。たばこの煙を吸入することで気管支に炎症が起き、気管支が細くなるとともに、肺胞が破壊されて酸素の取り込む機能が低下してしまうのです。ただし二〇一八年に出た「COPD診断と治療のためのガイドライン」では、気管支などの炎症以外に、子どもの頃、喘息や肺炎に繰り返しかかるなどして呼吸器の発育が十分でない場合もCOPDになりやすいことが示されました。

COPDは診断がついていない人が大変多いので息切れによって生活に支障を感じるような場合は、診察を受けて病気ではないか確かめましょう。

一方、喘息は慢性的な気管の炎症から激しい咳込み発作や呼吸困難が出る病気で、高年齢で発症する人もいます。慢性炎症の原因はハウスダストやカビなど環境アレルゲンによるアレルギーのことが多いのですが（二五五頁参照）、その原因物質が特定できないこともあります。

呼気簡易テスト

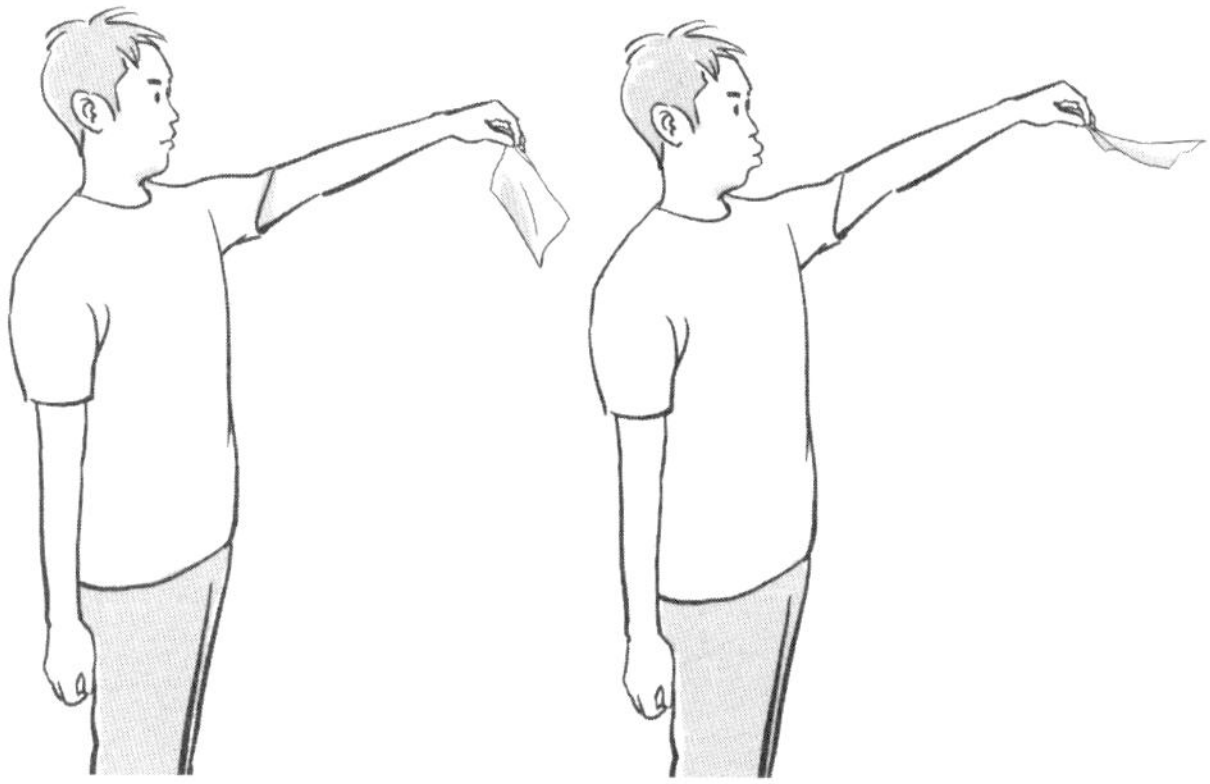

①手を伸ばし、ティッシュペーパーを垂らす

②口をすぼめて息を吐く

公式なものではないですが、次の簡易テストで呼気を試すことができます。

ティッシュペーパー一枚を指でつまみ、腕をぴんと張って顔から最も遠い位置にティッシュペーパーが下がった状態をつくります。軽く息を吸い、口をすぼめて「ふーっ」と吐いたとき、ティッシュペーパーが揺れればＯＫ。揺れない場合は、呼気が弱い可能性があり、呼吸の状態に注意が必要です。

呼吸器以外の病気

息切れの症状は、血液の病気や心臓の病気など、さまざまな病気の症状として出ることもあります。

たとえば**貧血**の場合、体中の酸素が不足した状態になるので、動悸や息切れ、めまいなどの症状が出ます。「冷えがきつい」の項（七九頁）で紹介したように脈を測ると、脈が速くなることもあります。貧血は、鉄不足から起こることが多く、食生活の改善で回復する場合もありますが、背景に血液の病気や、慢性的な出血を伴う病気が隠れていることもあるので、原因を突き止めて適した治療やケアを行いましょう。

また**軽い心不全**も、息切れの症状が出ることが多く、むくみを伴います。そして、「**しゃがんで靴紐を結ぶときの姿勢をとるのが苦しい**」といわれるので、やってみましょう。この姿勢をとったとき、むくんでいると血液の心臓への戻りが阻害されるため、苦しくなるからです。最近では血液を送り出す力はある程度保たれる一方、戻ってきた血液をしなやかに受け止めにくいタイプの心不全が注目されています。

フロー11（一三三頁）で示したグレード2以上の息切れがあり、むくみや夜間頻尿（六七頁）があるときは、内科で診察を受けましょう。

なお、心不全の患者数は高齢になればなるほど高くなるため、超高齢社会となったことから心不全の患者数が大幅に増え続けることが予測されていて、その状況は「**心不全パンデミック**」と呼ばれています。

1分間当たりの脈拍数の目安（回）

運動強度	60歳代	50歳代	40歳代	30歳代	20歳代
ややきつい	125	135	140	145	150
楽である	120	125	130	135	135

運動基準・運動指針の改定に関する検討会報告書（厚生労働省）より抜粋

コンディションをみながら運動

病気の可能性を除外して、それでも「最近、すぐ息があがるようになった」をＤＩＹで改善したいなら、コンディションをチェックしながら運動しましょう。安静にしているときと、軽いジョギング程度の運動を行った後とで、一分間、脈を測ってみます。

個人差はありますが、健康な成人の安静時の脈拍数は一分間に約六〇～九〇回、有酸素運動の強度・年齢別の脈拍数の目安は右頁の表の通り。

この心拍数を目安に、自分にとって「楽である」運動から取り組みます。速歩やスロージョグ、ジョギングなど、最初は無理をせず徐々に強度をアップしていきます。

若い人は、負荷の高いトレーニングをしてもすぐに体が慣れ、息があがることもなくなりますが、加齢とともに慣れるまで時間がかかります。運動を続けて二日後、同じ運動を行ってすこし楽になったら（息があがらなくなっていたら）運動効果が出ているので、続けましょう。

とくに高齢者では速歩で転ぶこともあるのでストレッチやハーフスクワットなど、下肢の運動をある程度行ってから速歩しましょう。

楽にならないときは運動強度を落として、無理なく運動を続けていきましょう（二二四頁、「Base2 運動」を参照）。

2：呼吸の基本DIY

しっかり深い呼吸をするためのDIYで、息切れを防ぎましょう。

胸郭と体幹を使って深呼吸

鼻呼吸＋胸複式呼吸

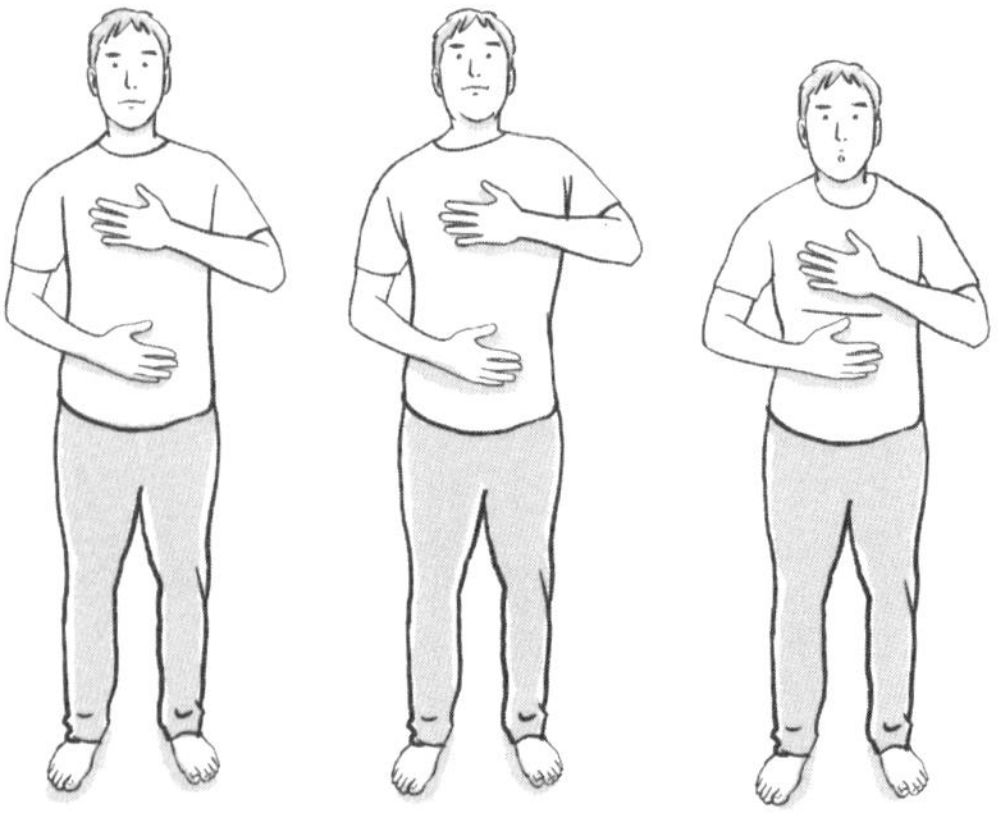

①胸とお腹に手を当てる　②鼻からたっぷり酸素を取り込む　③鼻または口から、ゆっくり長く吐く

鼻呼吸＋胸腹式呼吸

1：鼻から息を吸い、肺とお腹にたっぷり酸素を取り込む。
＊慣れるまでは胸とお腹に手を当てて練習すると、肺とお腹に空気を入れる感覚がつかみやすくなります。

2：吐くときは鼻または口から、なるべくゆっくり、長く吐く。

12 めまいがする、ふらつく

めまいやふらつきは医師も対応に苦慮する症状のひとつかもしれません。その原因として、実に多様な可能性が考えられ、中には命にかかわる病気の症状の場合もあるからです。症状が一時的でないときは受診が原則！　受診のタイミングを知っておきましょう。

DIY フロー
めまいがする、ふらつく 12

めまいがする

突然、
自分自身か周囲のもの、
またはその両方が
激しく回転していると
感じるようなめまいがする

前庭神経炎の可能性あり

排泄の途中や排泄後、
過食した後などに
意識が一瞬とぎれる

状況性失神の可能性あり

めまいはないがふらつく

脳卒中初期の可能性あり。すぐに内科か神経内科を受診

周囲がまわっているように感じる

良性発作性頭位めまいの可能性あり

座位から立ち上がったときにめまいを感じる

起立性低血圧症の可能性あり

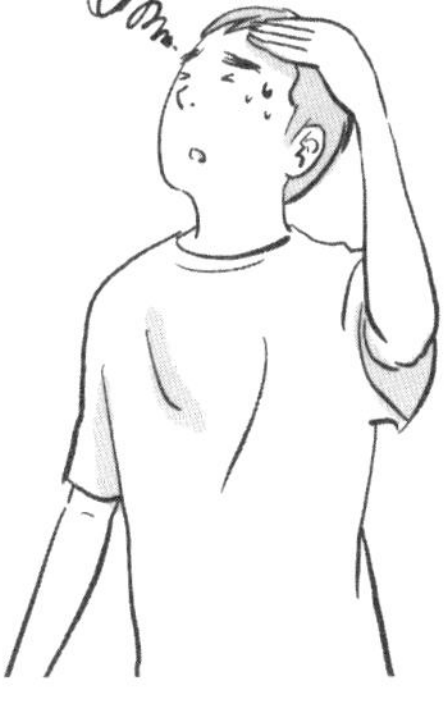

1：こんなめまい、受診が必要？

一時的でもタイプいろいろ

症状が一時的で、周囲がまわっているように感じる「**回転性めまい**」が生じ、ほかの症状を伴わないタイプは最も多いタイプのめまいで、病院を受診すると「**良性発作性頭位めまい**」と診断がつくものです。

長時間、同じ姿勢でいた場合、とくに頭を動かさずにデスクワークなどをしていた後、急に頭を動かしたときにめまいが生じ、一〇～二〇秒ほどで治まります。起きてすぐ、という場合も少なくありません。

めまいが治ったら、念のため脈を測り（八三頁）ましょう。脈が普段と比べてとくに変化がなく、症状を頻回に繰り返さないなら、次の点を確認します。

この良性発作性頭位めまいと症状が似ていて間違えやすいのが、座位から立ち上がったときにめまいやふらつきを感じる「**起立性低血圧症**」です。これは薬物治療によって改善することもあるので、「良性発作性頭位めまいかも？」と思ったら、座位と立位で血圧を測り、その差を確かめます。立ち上がったとき、上の血圧が二〇 mmHg 以上下がるようなら、起立性低血圧症の可能性があるので、内科を受診してください。

一方、「**前庭神経炎**」は突然、激しい回転性のめまいが起こり、数日間続くのが特徴で、耳鳴りは少なく、吐き気を伴い、強い発作の後に軽い回転性のめまいが続くこともあります。ウイルスが原因で脳の前庭神経（平衡感覚に関係する神経）に炎症が起こると考えられています。

さらに、排泄の途中や排泄後、過食した後などに意識が一瞬とぎれるようなめまいを感じた場合は、「**状況性失神**」の可能性もあります。これは症状が出るタイミングが限定的で、診断が大変難しいものです。

状況性失神は、さまざまな刺激の影響で血圧と心拍数の低下によって脳血流が低下した結果で、体の自然な反射反応ではあるのですが、意識がとぎれてしまう秒数や、状況によってはケガをする危険もあります。症状を繰り返すようなら循環器内科や失神専門外来を受診しましょう。

めまいやふらつきは多様な可能性が考えられる症状ですし、その自覚症状について患者さんも的確に表現しづらいようです。「一時的」な「回転性めまい」と訴えていても、よく話を聞いてみると、症状がずっと続くわけではなく、途切れるものの、長く続いている場合や、回転の程度が重症で「立っていられないほど」「助けを乞うほど」ぐるぐる回っているなどという場合もあり、そのようなケースは良性の「一時的」な「回転性めまい」とは考えにくいです。吐き気や耳鳴りなど、別の症状を伴う場合も含め、不安を感じている場合は内科や耳鼻科を受診しましょう。

ふらつきの緊急事態

ふらつきの緊急事態は**脳卒中初期の可能性**や脈が著しく少なくなった場合（徐脈）を考え、すぐに神経内科、または循環器内科を受診するのが賢明です。脳卒中は、脳の血管に血栓（血の塊）が詰まって起こる脳梗塞と、脳の血管から出血する脳出血があります。どちらも早期診断・治療が必要なので、躊躇せずに病院へ行きましょう。

中でも一時的な血管の閉塞（TIA／一過性脳虚血発作）を見逃さないようにしたいもの。TIAは血流が再開すると症状が改善しますが、その後九〇日以内に約二割の人に脳梗塞が発症し、そのうち約半数は四八時間以内に発症したという研究があります。

脳梗塞を防ぐために、ふらつきのほか表のような症状があったら必ず内科か神経内科を受診してください。

TIAの症状（内頸動脈系か椎骨脳底動脈系かで分かれます）

運動機能に関するもの	利き手で箸がうまく使えない
	片側の手足に力が入らない
感覚機能に関するもの	体の左右どちらかにしびれがあったり、感覚がなくなったりする
言葉に関するもの	ろれつがまわらない
	言葉が出ない
視覚に関するもの	急に片方の目が見えなくなり、短時間で回復する

13 お腹の調子がわるい

お腹の調子がわるいというのは、下痢か便秘、もしくはその両方を繰り返しているような状態です。排泄のトラブルがあると、生活への影響も大きいので、原因を突き止めて、一日も早く悩みから解放されたいもの。対処のコツを知っておきましょう。

DIY フロー

おなかの調子がわるい 13

水分量が80～90パーセントの泥状便、または90パーセント以上の水様便が日に何度も出る状態（a）

便を十分な量、快適に排泄できていない状態、または三日に一回程度の排便（b）

便秘の可能性あり

その他、下痢や便秘の背景に病気がある場合

過敏性大腸症候群、大腸憩室症などの可能性あり

下痢の
可能性あり

（a）と（b）を
繰り返す状態

大腸がんの可能性あり。
内視鏡検査を受診する

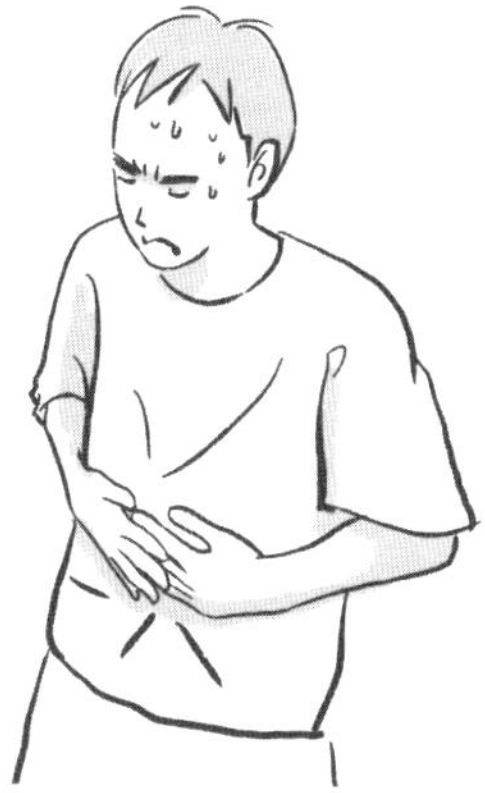

※正常な排便は「一日三回から二〜三日に一回」が目安

1：まずがんではないことを確かめる

診断は組織検査で

ここはより深刻な問題から解説します。下痢や便秘、または、その繰り返しが続いている場合、「**大腸がん**」ではないかをまず確かめるのが賢明です。

大腸がんは表の通り、患者さんの数が大変多いがんです。

まず四〇歳以上の人は年に一回、大腸がん検診を受けるのが原則です。便の潜血反応で問題はなくても、がんではないとはいえません。排便トラブルが続いているなら**内視鏡検査**を受けて、大腸がんではないことを確かめましょう。**がんの判断は組織検査をしなければ確定診断はできない**のです。

がんにかかった人（部位別）

	1位	2位	3位
男性	胃	肺	大腸
女性	乳房	大腸	胃
男女計	大腸	胃	肺

（地域がん登録全国合計によるがん罹患データ、2014年）

がんで死亡した人（部位別）

	1位	2位	3位
男性	肺	胃	大腸
女性	大腸	肺	膵臓
男女計	肺	大腸	胃

（人口動態統計によるがん死亡データ、2017年）

2：下痢・便秘の定義とは？

排便したら性状チェック

下痢とは、水分量の多い液状の便が日に何度も出てしまう状態で、一日にトータルで二〇〇g以上の便が出ている場合と定義されています。

〝液状〟とは、図（ブリストルスケール）で示した「泥状便」「水様便」のこと。このスケールは下痢や便秘の医療で用いられているので、性状を示す言葉を知っておくと主治医に的確な情報提供ができます。排便したら、この性状で便をチェックしましょう。

一般的に、多くの人が普段経験するのは急性の下痢で、その原因は次のようなことがほとんどです。急性下痢の多くは安静や食事療法で、数日で治ります。脱水に注意して過ごすことがポイント

ブリストスケール

コロコロ便	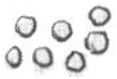	硬くてコロコロの兎糞状の便
硬い便	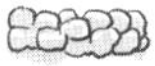	ソーセージ状であるが硬い便
やや硬い便	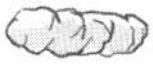	表面にひび割れのあるソーセージ状の便
普通便	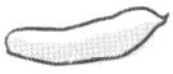	表面がなめらかで柔らかいソーセージ状、あるいは蛇のようなとぐろを巻く便
やや軟らかい便	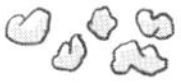	はっきりとしたしわのある柔らかい半分固形の便
泥状便	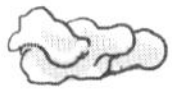	境界がほぐれて、ふにゃふにゃの不定形の小片便泥状の便
水様便	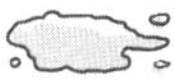	水様で、固形物を含まない液体状の便

です。

＊細菌、ノロウイルス、寄生虫などの感染性腸炎によるもの
＊アルコールも含め暴飲暴食による下痢
＊下剤の多量服用によるもの
＊ブドウ球菌などの菌が出す毒素による食中毒
＊心因性

一方、**便秘**の定義として最も知られているのは「三日以上、便が出ていない状態、または毎日排便があっても残便感がある状態」というものなのですが、「慢性便秘症診療ガイドライン２０１７」では「本来体外に排出すべき糞便を十分量かつ快適に排出できない状態」と定義されました。

この二つの定義から、「快便」という当事者の実感がとても重要だと分かります。快便実感がもてない状態が続くと生活への影響が大きいと認識されているのです。また、高齢になると便秘の患者さんの数は増えるので、超高齢社会では患者数が増大すると懸念され、以前に増して問題視されている症状ともいえます。

普段、多くみられる便秘の原因としては、

*食生活（食物繊維の不足）
*加齢や、何らかの原因による腸の蠕動《ぜんどう》運動の低下
*運動不足
*持病や、持病の治療薬の副作用

が多いでしょう。食生活改善や運動、下剤の有効利用などを組み合わせて、排便リズムをつくっていくことで改善できます。

病気が背景にある下痢や便秘

下痢や便秘、その繰り返しを引き起こすことが多い代表的な病気は次の二つです。

✻過敏性大腸症候群

何らかのストレスなどにより自律神経失調状態となって、腸の収縮運動が激しくなり、また、痛みを感じやすい知覚過敏状態になって、腹痛や不快感が繰り返し起こり、排便トラブルを繰り返す病気です。

原因はまだよく分かっていませんが、細菌、ウイルス、寄生虫などの感染性腸炎から回復後、大腸の粘膜が弱り、腸内細菌叢（腸内フローラまたはマイクロバイオータ）が変化しているときに起こりやすいとされています。

診断基準（ローマⅢ基準）は次の通りですから、該当する場合は内科を受診しましょう。

最近三カ月の間に、月に三日以上にわたってお腹の痛みや不快感が繰り返し起こり、次の二項目以上の特徴を示している。

1：排便によって症状がやわらぐ
2：症状とともに排便の回数が変わる
3：症状とともに便の性状が変わる

大腸図

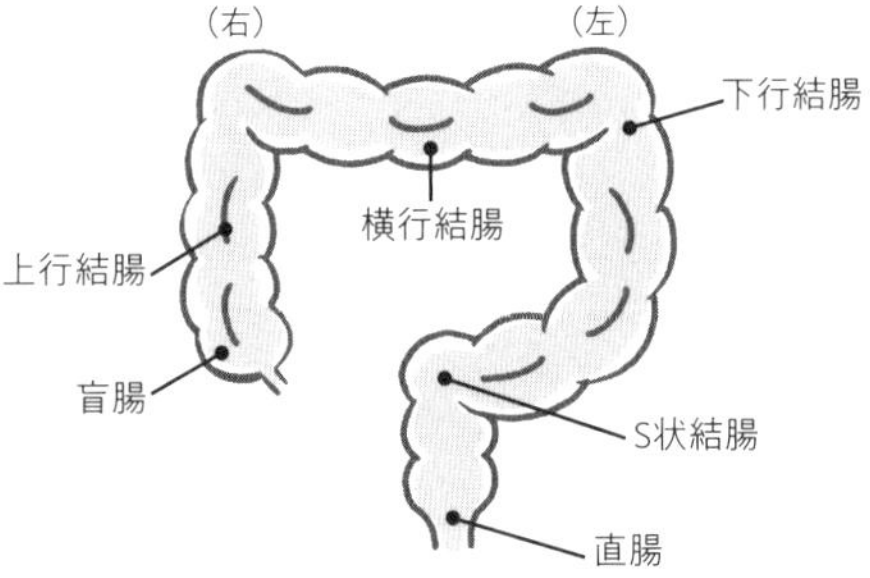

✼大腸憩室症

大腸の壁に小さな凹み（憩室）ができる病気です。下痢や便秘を繰り返すことはあるものの、ほかに症状はなく、大腸の内視鏡検査などを受けた際に偶然発見されることがあります。

しかし、憩室の中の血管が破けて出血する「大腸憩室出血」や、憩室の内部が細菌に感染して「大腸憩室炎」になってしまうと、重症化して患部の圧痛（圧迫したときに感じる痛み）や発熱、吐き気、嘔吐のほか、患部が破けて腹膜炎を起こすこともあります。下痢や便秘に加え、痛みを伴わない血便、腹部に局部的な圧痛があるときは内科を受診しましょう。

とくに日本人では五〇歳未満の場合、図で示した盲腸の上、上行結腸に憩室ができやすいとされ、加齢とともにS状結腸、下行結腸にも憩室ができる割合が増えるとされています。

3：下痢・便秘の基本DIY

食物繊維をしっかりとる

腸内細菌のエサとなる食物繊維を十分にとることで、腸内環境が整います。とくに食物繊維が豊富な食品は、穀類や豆類、海藻、野菜・きのこ、果物などです。

野菜をとる目安としては生野菜なら一食当たり「両手のひら一杯分」もしくは加熱調理した野菜なら「片手のひら一杯分」（それぞれ一二〇グラム程度）を毎食（一日三回）食べるイメージでとりましょう。

腹筋アップ＆お腹マッサージも！

家事や仕事の合間、テレビを見ながらなどすき間時間に、次に紹介する体操やマッサージをしてみましょう。骨盤底筋群を含む体幹の運動（一六六頁）も排便リズムを整えるのに役立ちます。

DIY腹筋体操

1：仰向けに寝て、腰が浮かないように注意しながら両足を上げて曲げる。

2：お腹に力を入れながら、ゆっくり片方の足だけ伸ばし、伸びきったらゆっくり戻す。

3：逆の足をゆっくり伸ばし、伸びきったらゆっくり戻す。

4：2〜4を呼吸は止めないようにして、一〇回くり返す。

DIY腹筋体操

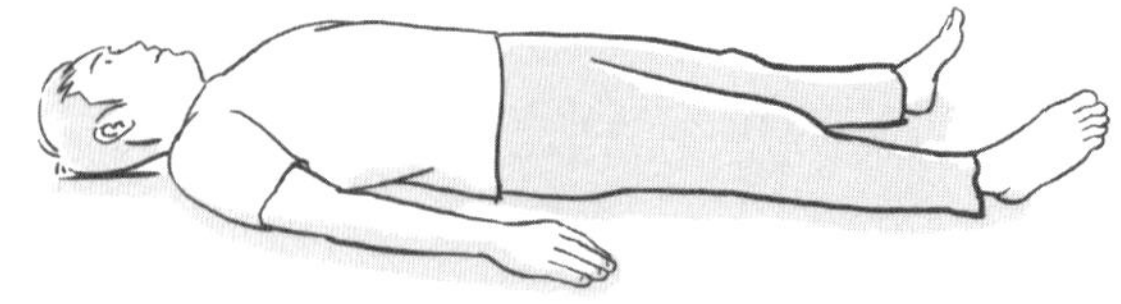

①仰向けに寝る

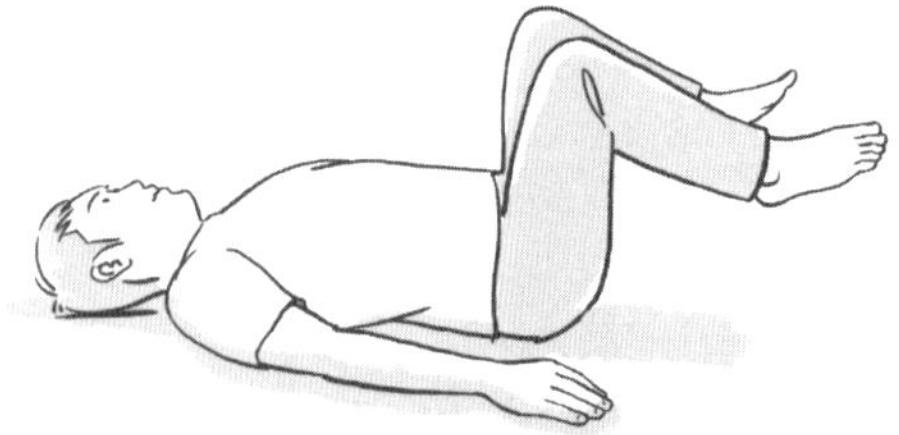

②腰が浮かないように両足を上げる

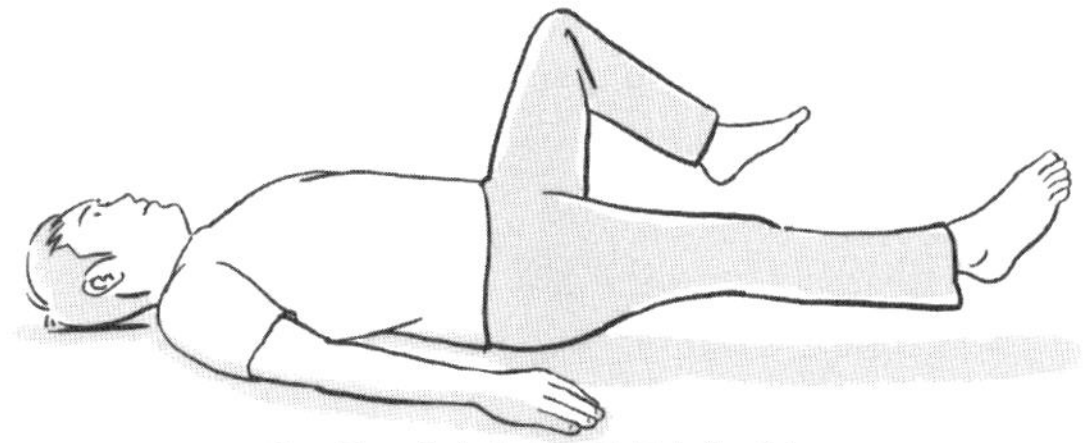

③お腹に力を入れ、片足を伸ばす

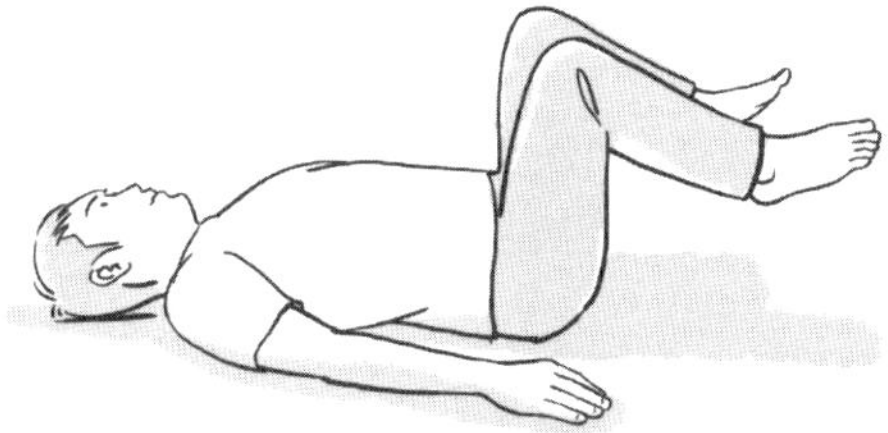

④元に戻す

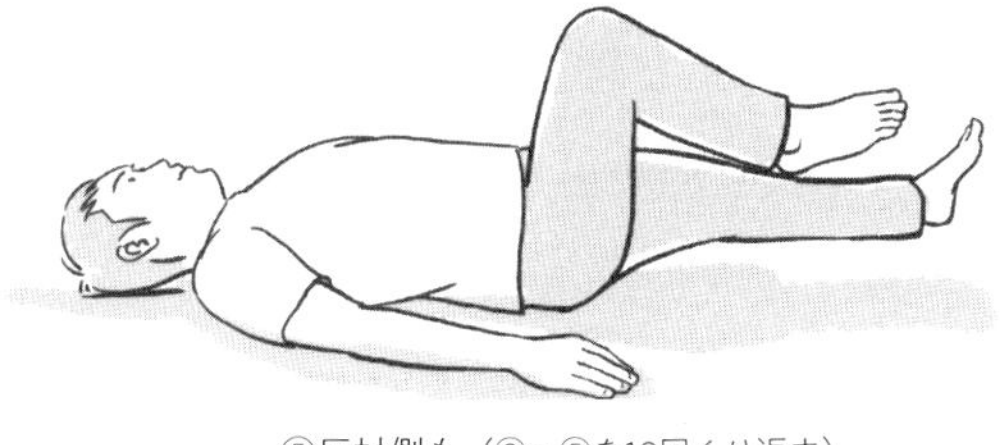

⑤反対側も（③~⑤を10回くり返す）

DIYお腹マッサージ

1：仰向けに寝て、へその下に両手先を当てる。

2：両手先でお腹を指圧し、徐々に位置をずらしながら、お腹の上に右からおへその上を通って「の」の字を書いていく。

3：書き終わったら1に戻り、一〇回くり返す。

DIYお腹マッサージ

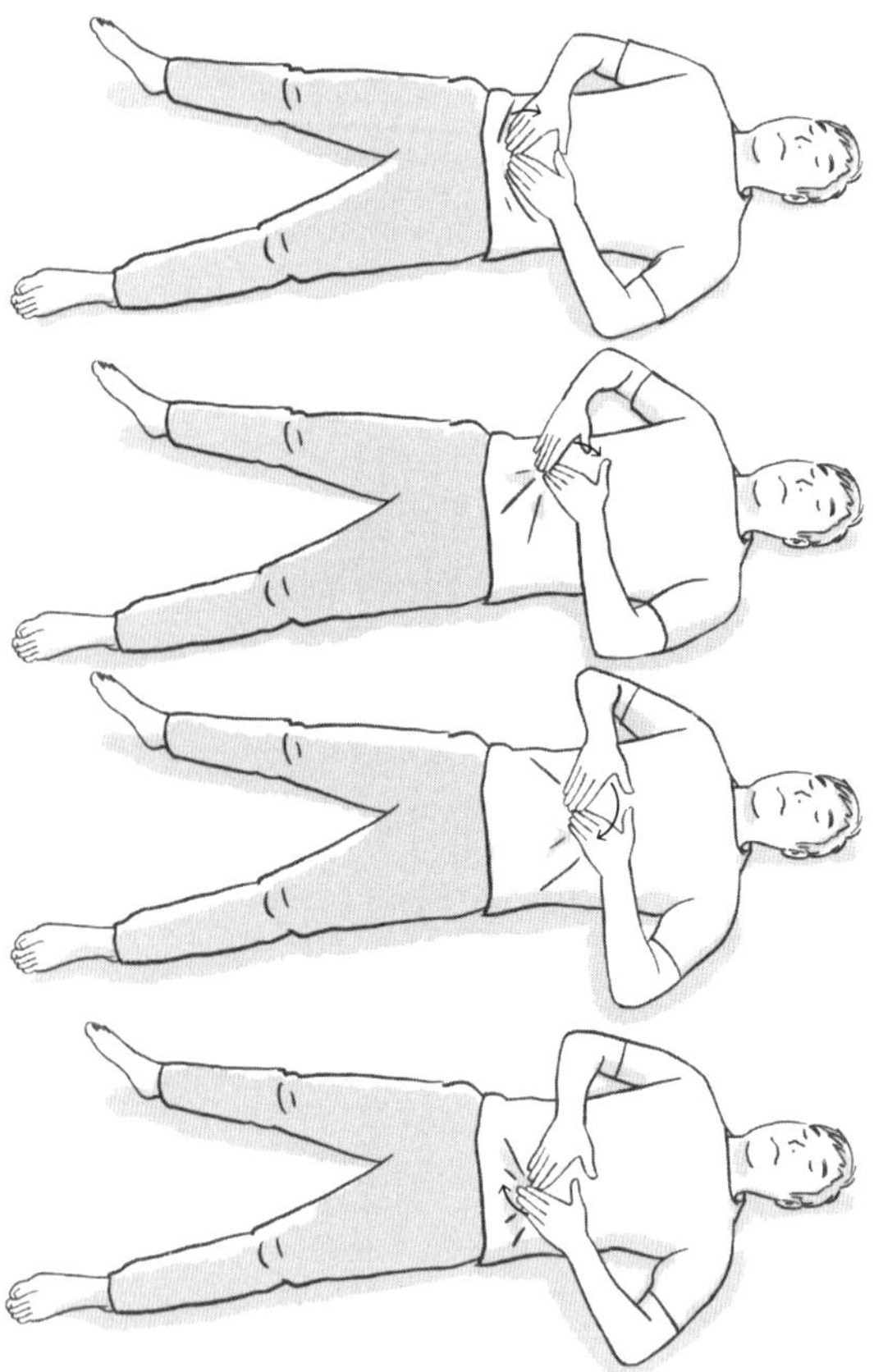

14

トイレが近い、間に合わない

デリケートな症状は、ほかにも「すっきり出ない」「すこしもれてしまう」などさまざまあり、パートナーにも相談しづらい悩みとなってしまうことがあるのが排尿のトラブルです。しかし筋力アップのセルフケアなどで生活上の困りごとの改善をめざせます！

DIY フロー
トイレが近い、間に合わない 14

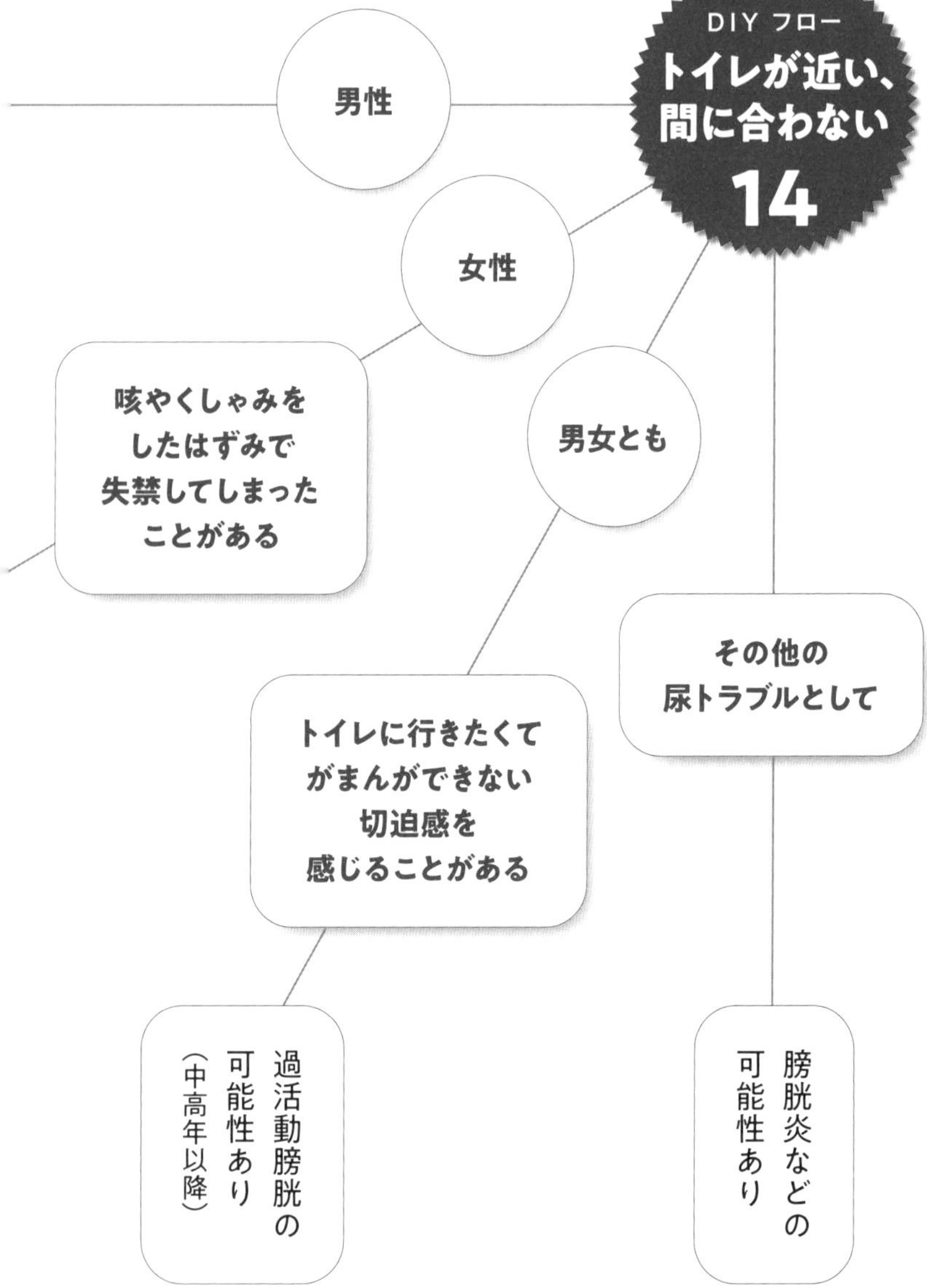
男性
女性
男女とも
咳やくしゃみをしたはずみで失禁してしまったことがある
トイレに行きたくてがまんができない切迫感を感じることがある
その他の尿トラブルとして
過活動膀胱の可能性あり（中高年以降）
膀胱炎などの可能性あり

前に排尿してから、
二時間以内にまた行きたく
なってしまうことがある

前立腺肥大症の
可能性あり

腹圧性尿失禁の
可能性あり

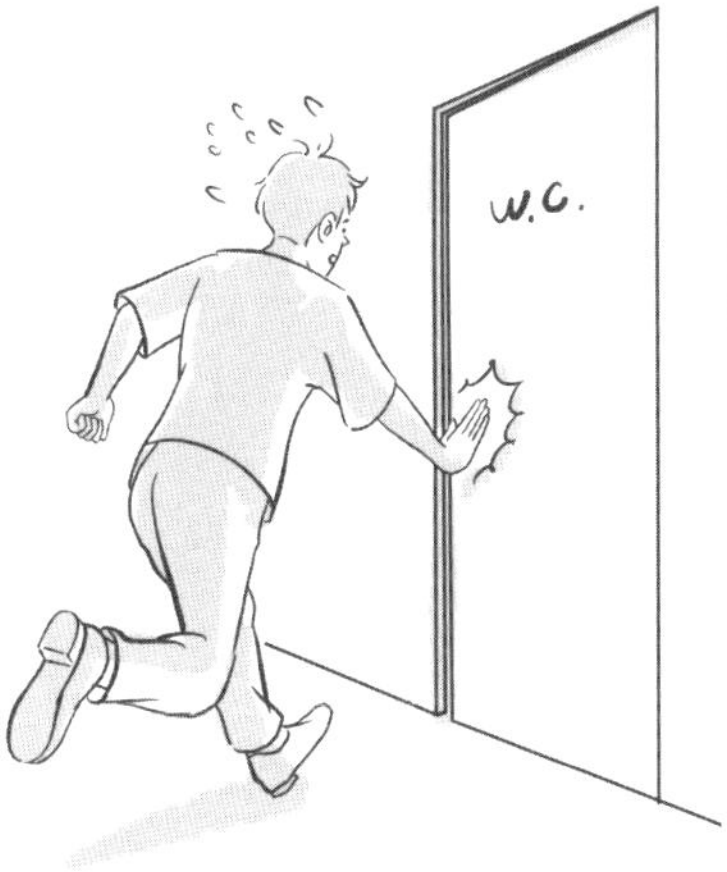

1：中高年以降に起こりやすい排尿トラブル

男女ともに多い過活動膀胱

普段より緊張していたり、トイレの場所を知らない慣れない場所に出かけたりしたときほど、トイレに行きたくなる**心因性の頻尿**（神経性頻尿）は、誰でも一度は経験したことがあるのではないでしょうか。

自然な老化現象では膀胱にためられる尿量は加齢とともに減り、残尿が増え、一日に行くトイレの回数が増えますから、排尿が生活の中で困ることは中高年以降、誰にでも起こります。行きたいとき、いつでも行けるとは限りませんので、時として外出が憂うつになります。トイレのことが気になって、外出を控えるなど生活に支障があるなら、医療やケアで改善をめざしましょう。

中高年以降に起こる排尿トラブルで代表的なものは「**過活動膀胱**」です。

これは膀胱が過敏にはたらいて収縮してしまい、急にトイレに行きたくなり、がまんすることができない「尿意切迫感」があり、昼間や夜間のトイレの回数が多くなり（一日あたり昼八回以上、夜一回以上の頻尿）、ときには強い尿意ががまんできず、尿がもれてしまう「切迫性尿失禁」（週一回以上）など、複数の症状が起こる状態です。

なぜ膀胱が過敏にはたらいてしまうのか。一般的に多いタイプの原因を男女で分けて紹介します。ただし、原因が複数あったり、特定できないことも多いとされています。

男性特有の臓器、前立腺との関係

過活動膀胱はじめ、男性の排尿トラブルは男性特有の臓器である前立腺と関係するものが最も多くなります。

冒頭のフロー14（一五九頁）で尋ねた「前に排尿してから、二時間以内にまた行きたくなってしまう」は、前立腺が肥大しているかどうかの判定に用いられている目安です。

中年以降、前立腺が肥大している人は多く（前立腺肥大症）、それは必ずしも悪性の変化ではありませんが、生活に影響を及ぼすこともあります。

前立腺は膀胱のすぐ下、尿道を取り囲むような形をしている臓器なので、前立腺が肥大し、筋肉が過剰に収縮すると、まず尿道が圧迫され、尿が出にくくなります（下部尿路閉塞）。

トイレに行っても、すっきり出し切れた気がしないことも増えます（残尿感）。残尿感は実際に出し切れていない場合だけでなく、出し切れていても残尿感だけが生じる場合もあります。そして、こうした状態が続くと、膀胱が過敏にはたらくようになってしまうのです（過活動膀胱）。

女性特有の泌尿器の構造との関係

女性の場合、過活動膀胱など排尿トラブルの原因は、骨盤底筋群などの衰えであるともいえます。そして、尿道がわずか三～四センチメートルしかないうえ、真下に伸びているという泌尿器の構造から、とくにトイレに間に合わない切迫性の尿もれ・失禁が起こりやすいです。

一方、フロー14（一五八頁）で尋ねた「咳やくしゃみをしたはずみで失禁してしまった」は、**「腹圧性尿失禁」**の可能性をみるもので、咳やくしゃみ以外にも、

＊坂道や階段の昇降
＊重い荷物を持ち上げた瞬間
＊走る、急に止まるなどするスポーツの最中

といった腹圧がかかる場面で尿もれする場合は腹圧性尿失禁を考えます。

筋肉の衰えは加齢によっても起こりますが、とくに妊娠・出産を経験した人は、妊娠中に子宮が大きくなって骨盤底筋群に負荷をかけ、排尿トラブルを起こしやすくなります。

過活動膀胱と腹圧性の尿失禁は必ず同時にあるわけではないですが、主たる原因（体幹、

泌尿器周辺の筋力低下）は同じで、合併することが大変多い症状です。

その他の排尿トラブル

排尿に関するトラブルで病院にかかる場合は泌尿器科か、女性の場合はまず婦人科や女性外来などを受診してください。

残尿感が強く、尿がたまっているときや、排尿時に痛みを伴うときは、膀胱炎の可能性があるので必ず受診しましょう。膀胱炎には大腸菌などの細菌感染による「**膀胱炎**」と、膀胱の壁と粘膜の間にある組織が硬くなって起こる「**間質性膀胱炎**」があります。

一方、脳卒中やパーキンソン病など脳の病気や、脊髄の損傷などのために脳と膀胱を結ぶ神経の回路に障害が起きて起こる「**神経因性膀胱**」もあり、症状には尿が「出すぎる」ほか、「出にくい」という場合もあります。

2：快適な生活のための排尿ケア

情報活用して前向きに

排尿トラブルで多い頻尿や尿もれ、軽い失禁は、生活の中で困らないようにＤＩＹすることも可能です。

昨今は衛生用品メーカーなどのウェブサイトなど、インターネット上に「排尿日誌のつけ方」や、「尿トレ法」など、同じ悩みをもつ先輩たちがどのように工夫しているかも載っています。

また、長時間の外出やおしゃれに響かない衛生用品が男性用、女性用ともに開発、販売されています。そういったものも活用しながら、セルフケア法を行って改善していきましょう。

また、腹部についた脂肪や便秘が原因で膀胱にためられる尿量が減ったり、膀胱を刺激することが、排尿トラブルにつながることもあります。該当する場合は、お腹まわりのシェイプアップと便秘予防にも気をつけてみましょう。

今日からできるDIY尿トレ

男女問わず、排尿トラブルの改善に役立つトレーニングを紹介します。

✲膀胱訓練

膀胱が過敏になっていて、勝手に縮んでしまうために起こる尿もれ（切迫性尿失禁）や、十分な量の尿がためられなくなって起こる頻尿の改善に役立つ訓練です。

尿意を感じたら、骨盤底筋（下腹の奥〜肛門あたり）を締めてがまんをします。すると尿意が鎮まって、尿意に「波」があることが分かるでしょう。トイレに行きたくなったら、何度か尿意をがまんし、弱まったタイミングで、排尿以外のことを考えながら歩いてトイレに行きます。

尿意が強いときに行動すると、もれやすいので気をつけましょう。

少しずつがまんの時間を引き延ばします。五分間がまんできるようになったら、次は七分、一〇分などと、無理せずに。

ただし、この訓練は前立腺肥大症で排尿困難な人の頻尿や尿もれ、脳や脊髄の病気やケガが原因の神経因性膀胱の場合には適しません。

※骨盤底筋体操

骨盤底筋体操は、産後ケアや尿トレとして有名で、女性は知っている人が多いかもしれません。ただし男性にも有効で、「排尿後、下着をつけた後にちょっともれてしまう（排尿後滴下）」「きれがわるい」といった症状にも効果的です。

朝晩、布団の中などでやってみましょう。

1：仰向けに寝て、足を肩幅程度に開き、膝を立てる。

2：腰を少し持ち上げ、息を吸いながら下腹の奥〜肛門あたりを力を入れて締め、そのまま五秒保つ。

3：一セット（締めたままで五秒保つ×五回）×一〇回／日を目安に続ける。

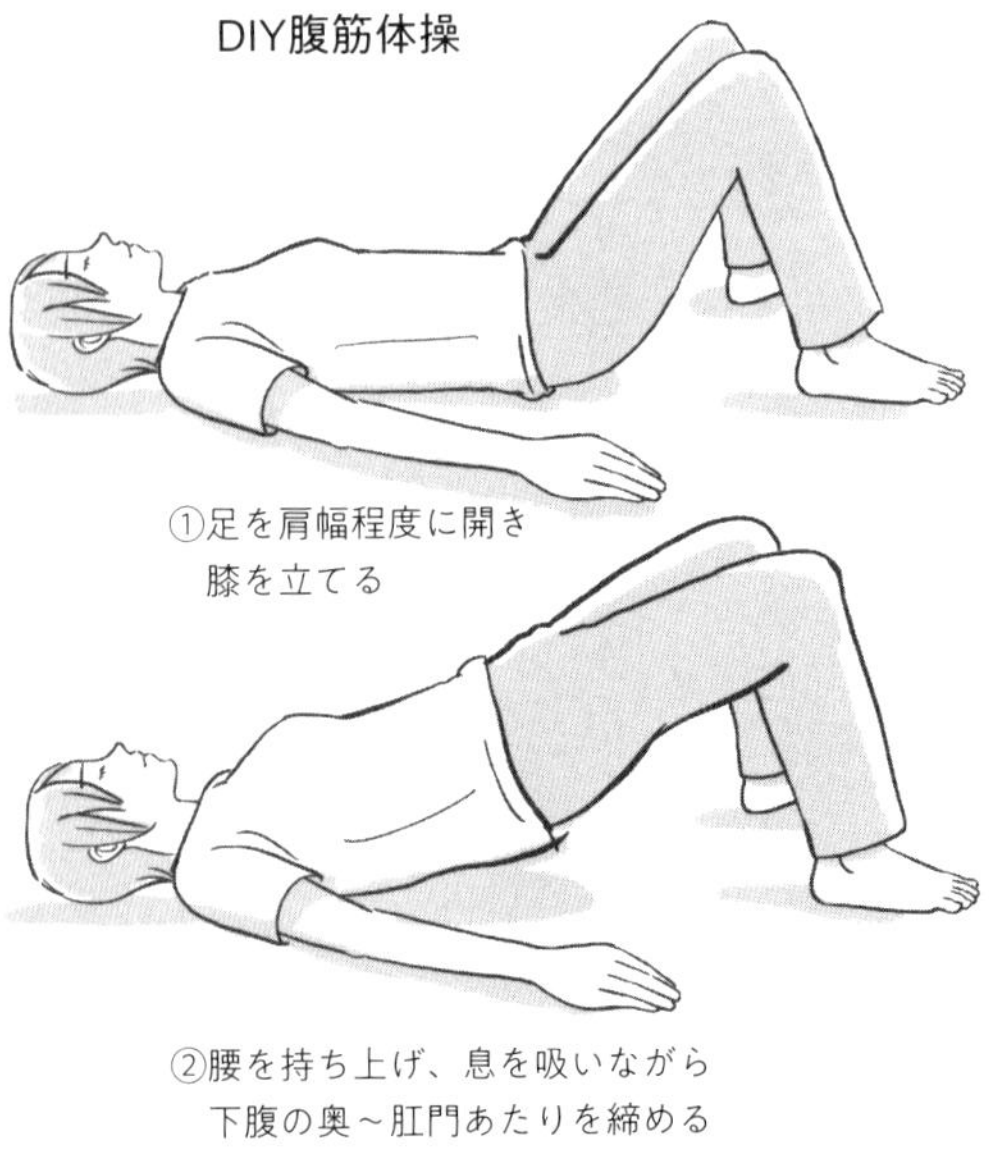
DIY腹筋体操
①足を肩幅程度に開き
膝を立てる
②腰を持ち上げ、息を吸いながら
下腹の奥〜肛門あたりを締める

15 肉体の老いを感じる

気になる症状が示す体の変調についてどのような対応をするかを紹介してきましたが、最後に、肉体と脳、精神の老いを取り上げます。ふとした瞬間に感じる変化に対して、前向きに、適切にＤＩＹし、快適に過ごしましょう！　まずは肉体をみていきます。

次の項目のどれが
当てはまるか確認する

DIY フロー
肉体の老いを感じる
15

この二週間、わけもなく疲れたような感じがする

軽い運動や体操、定期的なスポーツなどの活動はしていない

歩くのが遅くなった
歩行速度が1.0m/秒未満であるか、または次のような状態である

＊同世代の同性と比べて遅い
＊信号が青のうちに渡り切れない

この六カ月の間に
2~3キログラム以上の
体重減少があった

握力が弱っている

利き手の測定で男性26キログラム未満、女性18キログラム未満であるか、または次のような状態である

＊ペットボトルや瓶のふたが開けにくい
＊買い物で、自分で持って帰ることを考えると買い控えることがある

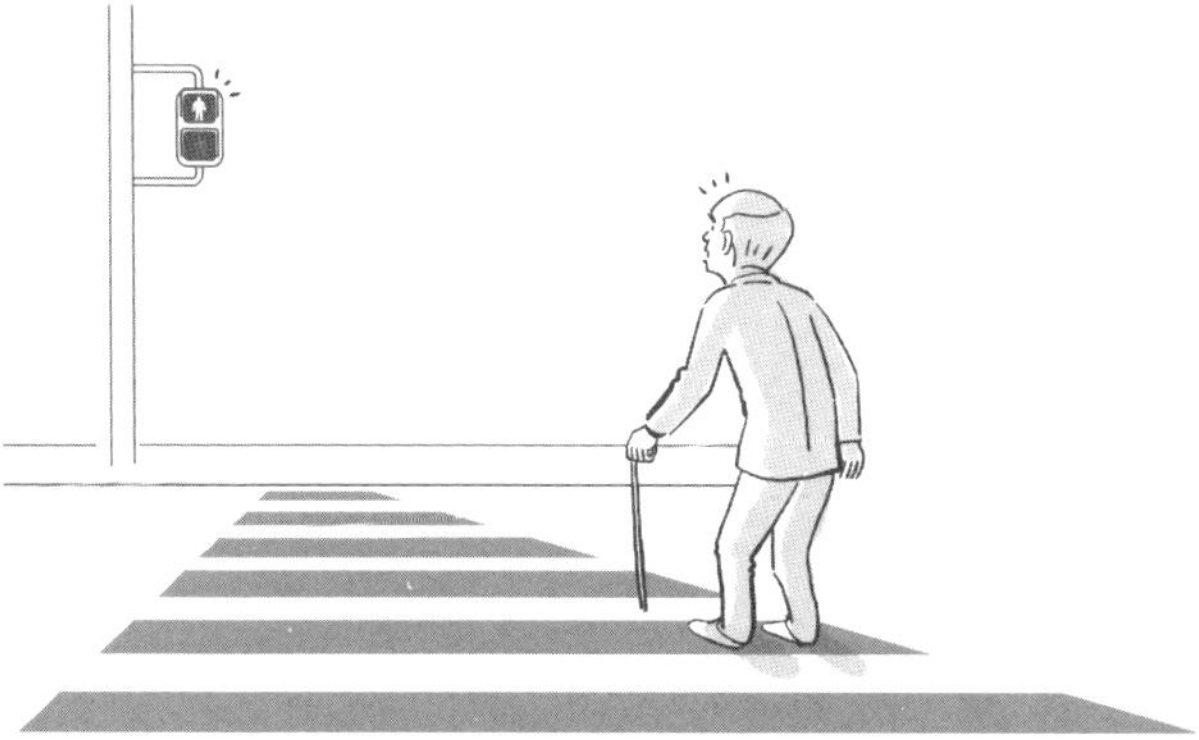

1：更年期以降、気をつけたい「フレイル」

老いはスローに受け取っていこう

男女とも、加齢による体調の変化が顕著に現れてくるのは、更年期以降になります。先に「ほてる・のぼせる」の項（九三頁）でも述べた通り、男性の場合は個人差が大きいので、ホルモン分泌の状態を検査してみないと更年期かどうかは分からない場合も多いのです。老いの影響をなるべくゆるやかにしてゆく自分なりのＤＩＹを設計するために、早めに自分の血中の男性ホルモンの値をチェックすることが大切です。

更年期を過ぎたら、いくつか加齢による変化のポイントを把握しておき、それぞれに対して合理的な対処をしましょう。

理解して備えるフレイル

加齢による変化のポイントとしてまず紹介する「フレイル」は、日本語では「虚弱《きょじゃく》」に当たります。比較的新しい言葉なので、ぜひこの機会に覚え、今後は関連する情報をすこし意識してみましょう。

冒頭のフロー15（一六八頁）の質問項目は、フレイルを判断するときに使われているもので、

＊ひとつも当てはまらない→フレイルではない
＊一～二項目、当てはまる→プレフレイル
＊三項目以上、当てはまる→フレイル

と評価します。

この評価で「**プレフレイル**」、すなわちフレイルでない時期こそが、フレイルへの移行を食い止めるために大切で、能動的にＤＩＹに取り組んでいただきたい時期です。

では、フレイルとはどのような状態なのでしょうか。

それは加齢のため「身体の健やかな状態を保つ機能（恒常性維持機能）」が低下し、抵抗力や体力が弱くなった状態です。とくに筋肉が減り、骨がもろくなり、関節の動きが円滑でなくなります。

これらの不調は治りにくく、不調の連鎖が生じやすい状態になります。プレフレイルは、抵抗力や体力が弱くなりかけていることを示し、「フレイル期」から進むと自立した生活が困難な「障害期」に至り、やがて自立した生活ができない「終末期」に至ると考えます。

恒常性が低下するなどと聞くと、「老衰」とは違うのか、疑問に思う人もいるかもしれま

せんが、老衰は生活上の対応が困難で、治療してももとに戻らない状態（不可逆的）で、生活上の工夫や治療、適切な介護などで改善する（可逆的）フレイルとは分けて考えます。

この項で扱うフレイルは主に体のこと（身体的フレイル）ですが、ソーシャルフレイル（社会との関わりの減弱）、認知的フレイル（認知機能低下）、精神的フレイル（意欲低下）、オーラルフレイル（ドライマウスや嚥下機能障害）、皮膚のフレイル（弾力性の低下や乾燥）などというように、あらゆる健康基盤をチェックするときにも用います。

このように「健康な生活」にはすべての要素が関わり合っていて、どれも欠かせないからです。

「何かを食べれば、血圧が下がる」といった具合に、分断された情報だけでフレイル対策を考えても、ＱＯＬを維持、改善するような成果は得にくいのです。本書では「健康な生活の維持・改善」を重視して情報をまとめていますので、ぜひ本項と、次項（主に脳、精神の老いについてみる）をあわせて読み、ＤＩＹの参考にしてください。

フレイルに含まれるサルコペニア、ロコモ

加齢による変化のポイントの二つ目は「**サルコペニア**」、三つ目は「**ロコモティブシンドローム**（以下、ロコモ）」です。

握力グラフ（久保データ）

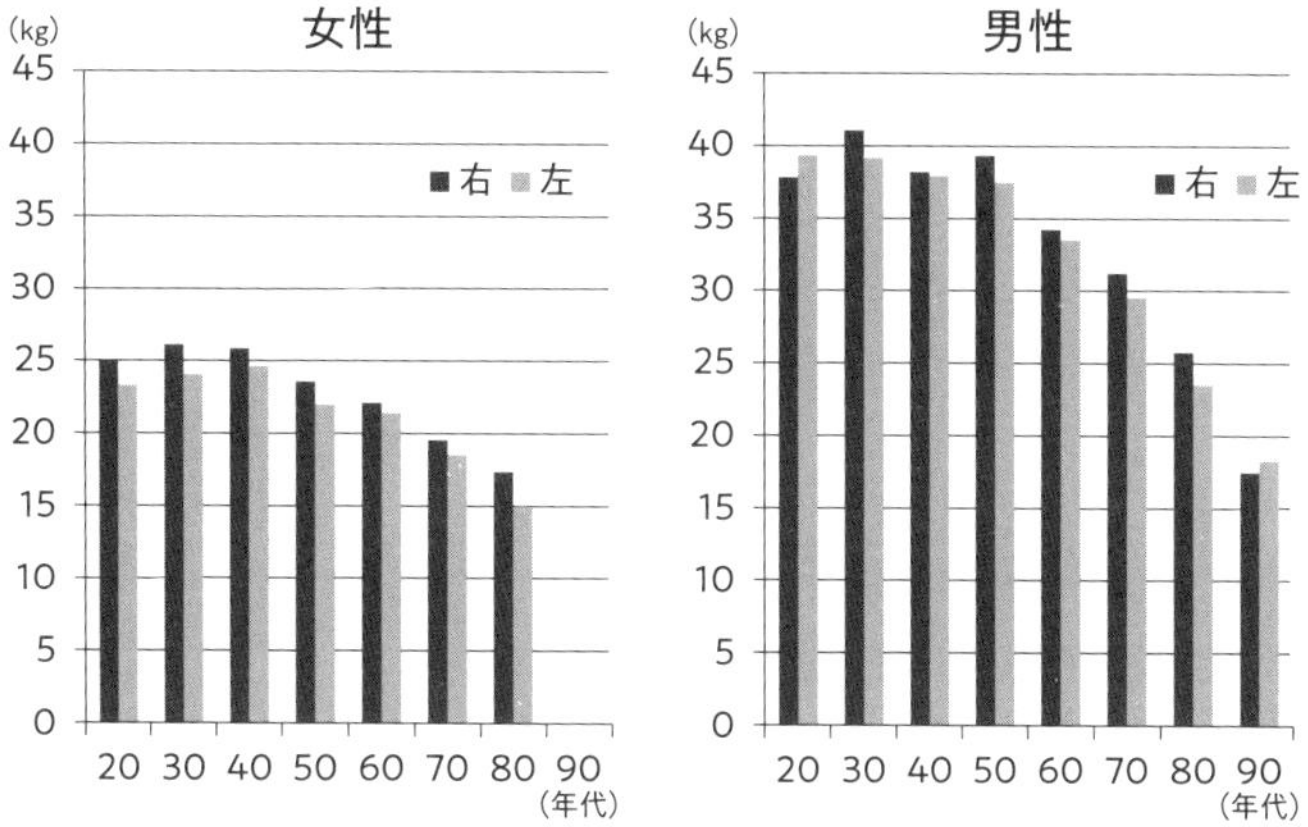

サルコペニアとは進行性の、全身の**筋肉量減少と筋力低下**のことです。

冒頭のフロー15では握力が問われていました。握力は測りやすく、更年期以降、加齢による変化が出やすいためです。年代別握力の指標はグラフの通りです。

そして、握力の左右差が一〇キログラム以上ある場合は、脳卒中の可能性も考え、神経内科を受診するのが賢明な対処です。

一方、筋肉量をみる目安として、次頁の「指輪っかテスト」[*3]もよく利用されます（ただし、スケートなどのスポーツや、下腿のトレーニングを行っている人にはあてはまらない場合があります）。

また、ロコモはサルコペニアや「**変形性関節症**（関節の骨の間にある軟骨が劣化し、関節に痛みや腫れが生じ、関節の変形を起こす病気）」、「**骨粗しょう**

指輪っかテスト

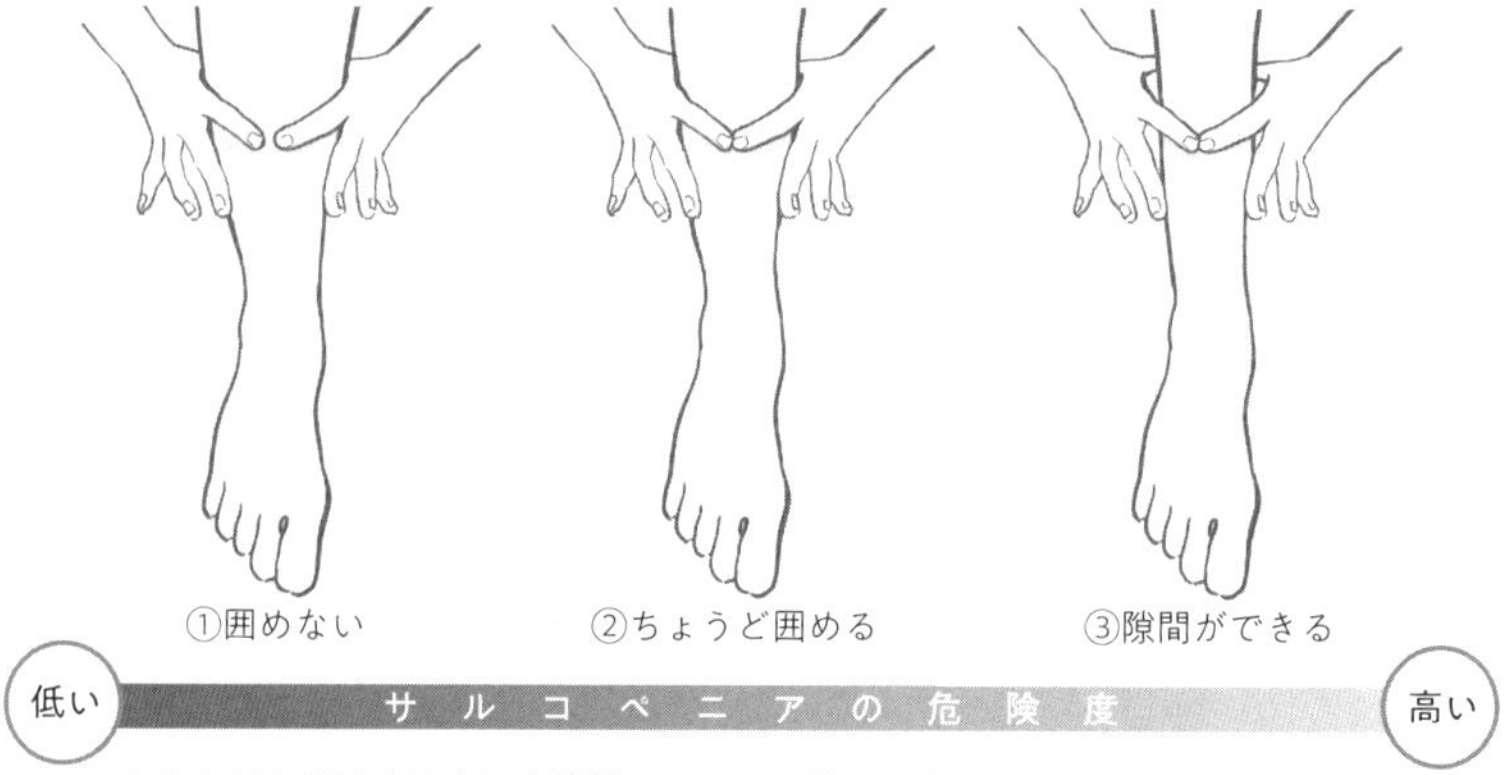

東京大学高齢社会総合研究機構のデータを基に改変

症（骨量・骨密度が減り、骨折しやすくなる病気）」などによって**生活に運動障害が生じた状態**。つまり立ったり、階段を下りたりする動作が不自由になることです。たとえば、

＊片脚立ちで靴下が履けない
＊家の中でつまずいたり、滑ったりする
＊階段の昇降に手すりが必要になる
＊布団の上げ下ろしや掃除機がけなど、やや重い家事が困難
＊一五分以上、続けて歩くことができない
＊転びやすくなる

などがあげられ、暮らしの中の困りごとが起こりやすくなります。

フレイル状態の人には、サルコペニアやロコモが合併していることも多く、またサルコペニアやロコモがきっかけで、さまざまなフレイルをまねくこともあります。

フレイル・サイクル

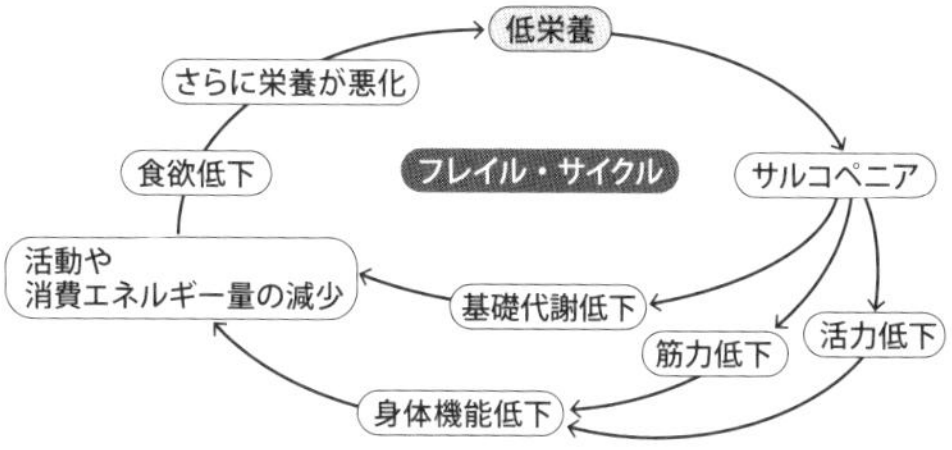

日常の動作が不自由になれば外出するのを控えるようになり、人との交流が途絶え、趣味の活動など生活の中の楽しみが制限されてしまうので、身体的フレイルだけでなく、ソーシャルフレイルなどにつながるリスクがあるということです。

また、そうした負の連鎖の原因として低栄養が関係していることも多くなっています。逆に、栄養を十分にとり、サルコペニアやロコモを防ぐことによって、フレイルを遠ざけることができ、現在の快適な生活を維持・改善することができるわけです。ぜひ、正の連鎖を起こすDIYに取り組んでいきましょう（二〇四頁、「Base1 栄養」ならびに二二四頁、「Base2 運動」を参照）。

2：ロコモ度をチェックする

手始めにロコモ度を確かめてみましょう。市区町村の健康教室などでもよく行われている方法があります。

＊下肢筋力をチェックする……立ち上がりテスト
＊歩幅をチェックする……ツーステップテスト

これらはロコモティブシンドローム予防啓発公式サイト「ロコモ ON LINE」（https://locomo-joa.jp）上で、やり方を解説する動画とともに掲載されているので、安全上の注意点を確かめながら試せます。

ここでは簡単に行える片脚で行う立ち上がりテストとツーステップテストを紹介します。

＊片脚で行う立ち上がりテスト（下肢筋力をチェック）

四〇～六〇代ならば、四〇センチメートルの台から片脚で立てなければ「ロコモ度1」の判定で、移動機能の低下が始まっていると考えられます。

1：四〇センチメートルの台（一般的な洋式便座程度の高さ）の台を用意する。
2：台に両腕を組んで腰かける（両脚は肩幅くらいに広げる）。
3：左右どちらかの脚を上げ（膝は軽く曲げておく）、反動をつけずに立ち上がり、そのまま三秒間、姿勢を保つ（反対の脚でもやってみる）。

片脚立ち上がりテスト

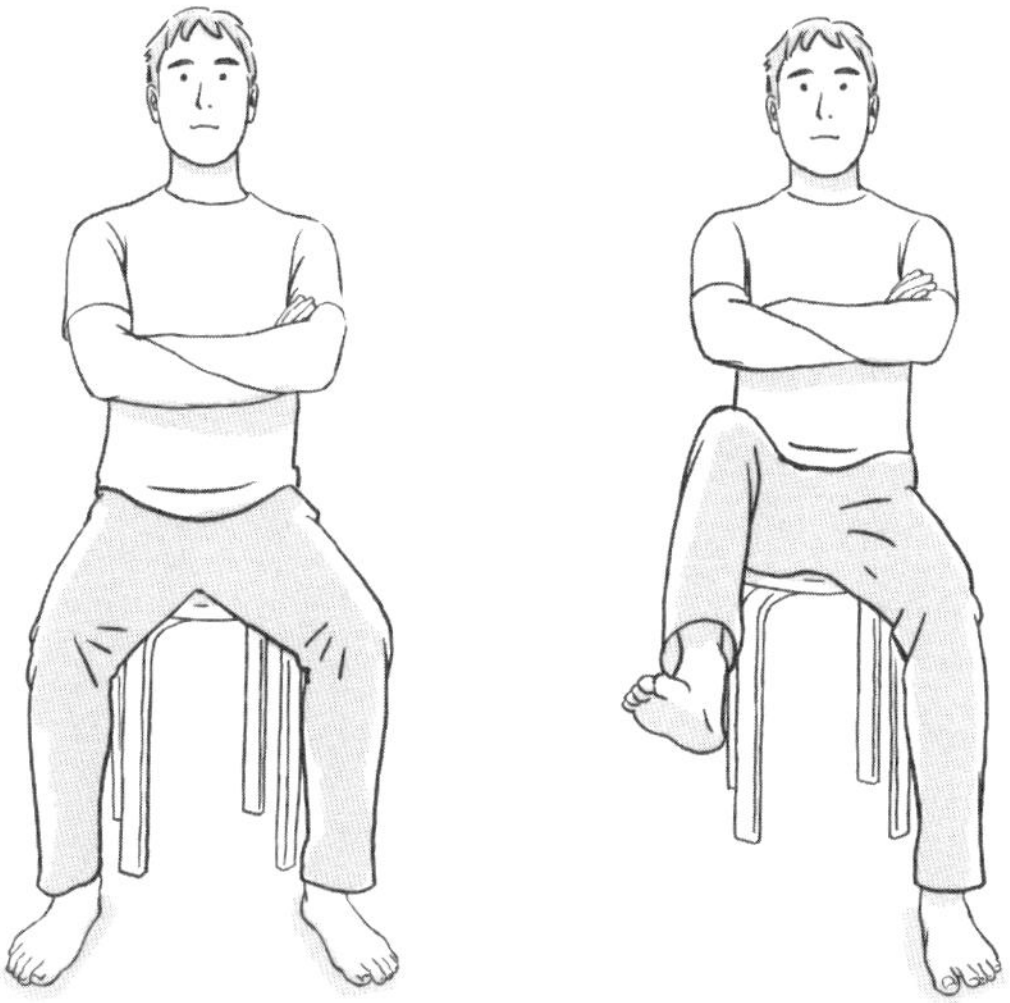

①両腕を組んで腰かける

②膝を軽く曲げたまま
片脚を上げる

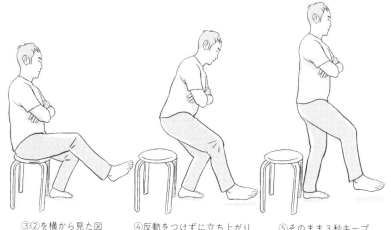

③②を横から見た図

④反動をつけずに立ち上がり

⑤そのまま３秒キープ

※ツーステップテスト（歩幅をチェック）

滑りにくい床で、運動靴を履いて行ってください。ツーステップ値が一・三未満であれば「ロコモ度1」の判定で、移動機能の低下が始まっていると考えられます。

1：スタートラインを決め、両足のつま先を合わせる。

2：できる限り大股で二歩歩き、両足を揃える（バランスをくずした場合はやり直し）。

3：二歩分の歩幅（最初に立ったラインから、着地点のつま先まで）を計測（二回行って、よかったほうの記録を採用）。

4：次の計算式でツーステップ値を算出。
ツーステップ値＝二歩幅（cm）÷身長（cm）
↓一・三未満はリスクあり

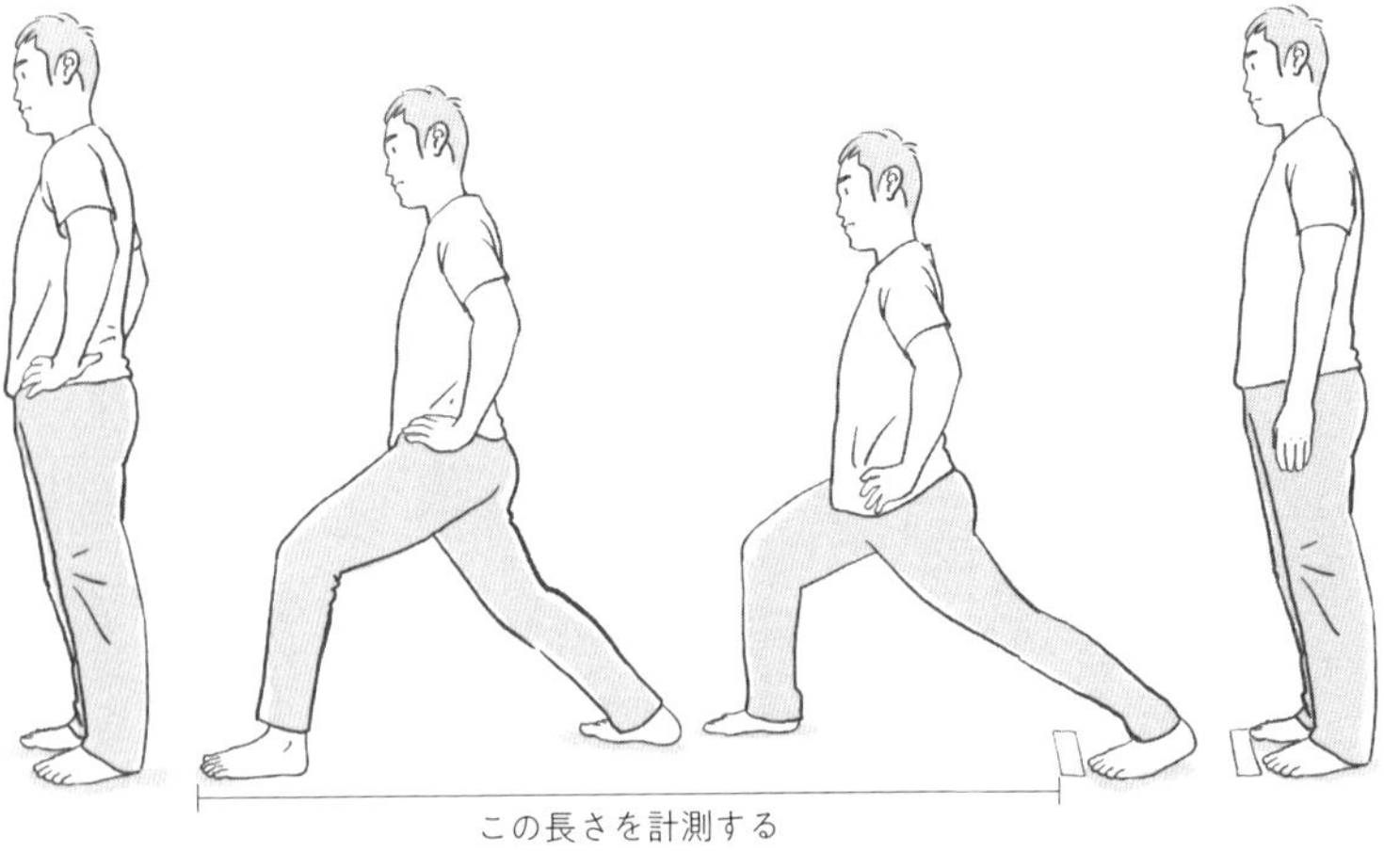

ツーステップテスト

3：ロコモを防ぐ日々の筋トレ

バランスと下肢筋力アップから！

ロコモを防ぐ運動として開発された「ロコトレ」と、体力に合わせて加えるといい「ロコトレにプラスする運動」があります。ぜひ習慣にして、いま現在の運動機能を維持・改善しましょう。

※ロコトレ１：片脚立ち（バランス能力をつける）

一日の目安：左右一分間ずつ、一日三回

1：転倒しないようにつかまるものがある場所に立つ。

2：床につかない程度に、片脚を上げる。

プラスα：上げた片脚を前後に振る

［ポイント］

＊姿勢をまっすぐにして行う

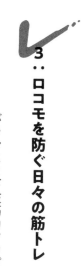

＊支えが必要な人は十分注意して、机などに手や指をついて行う
＊指をついただけでもできる人は、机などに指先をついて行う

※ロコトレ2：スクワット（下肢筋力をつける）

一日の目安：深呼吸するペースで五～六回（慣れたら一〇～一五回）繰り返す、一日三回

1：肩幅より少し広めに足を広げて立つ（つま先は三〇度くらい開く）。

2：膝がつま先より前に出ないように、また、膝が足の人差し指の方向に向くように注意をして、お尻を後ろに引くように身体を沈める。

プラスα：横に移動しつつスクワットする

【ポイント】

＊動作の間も呼吸を止めない
＊負担がかかり過ぎないように、膝は曲げすぎない
＊太ももの前や後ろの筋肉にしっかり力が入っているか、意識しながらゆっくり行う
＊支えが必要な人は十分注意して、机に手をついて行う
＊スクワットができない場合

ロコトレ1：片脚立ち

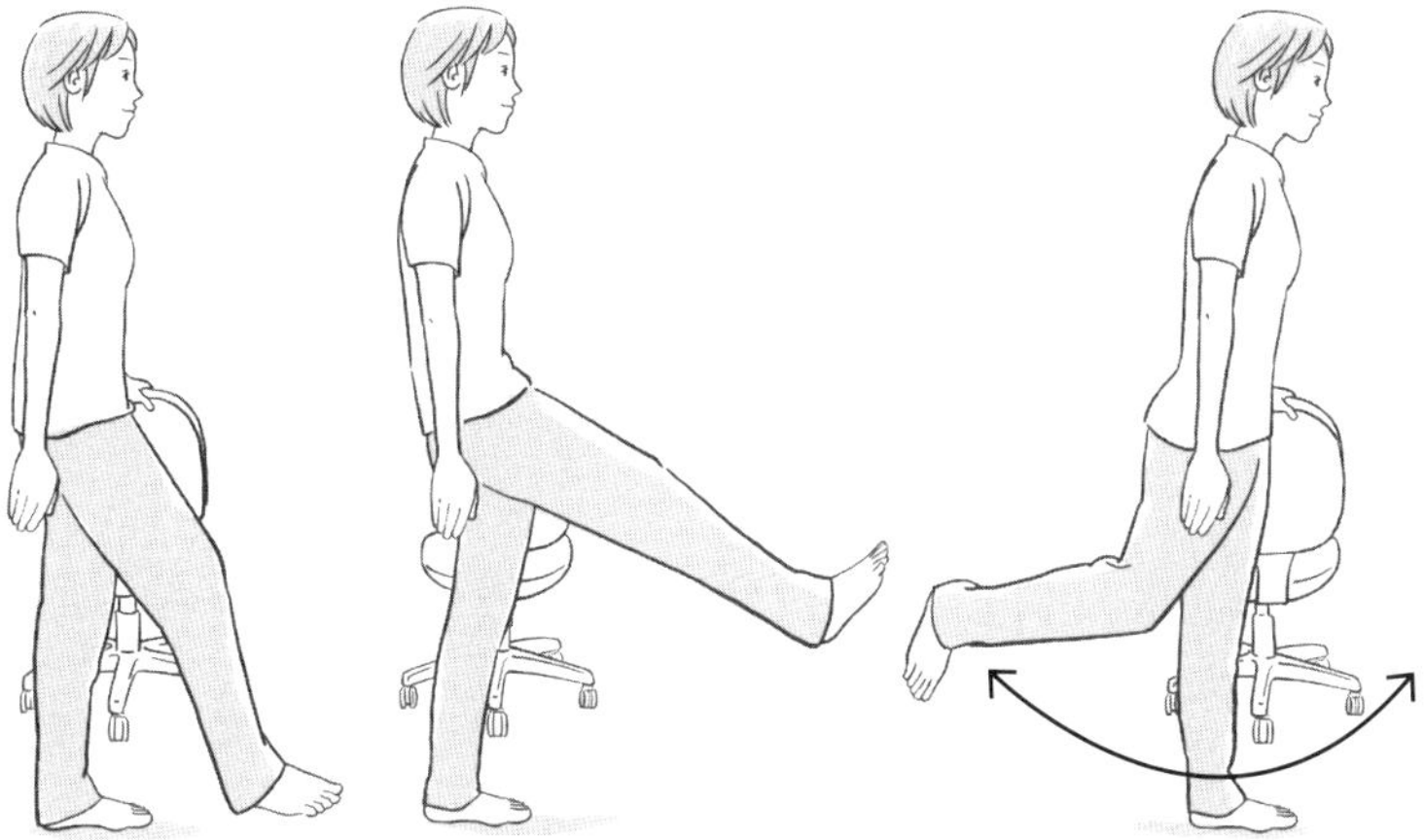

①何かにつかまって立つ　②片脚を上げる　③できるなら、そのまま前後に振る

ロコトレ2：スクワット

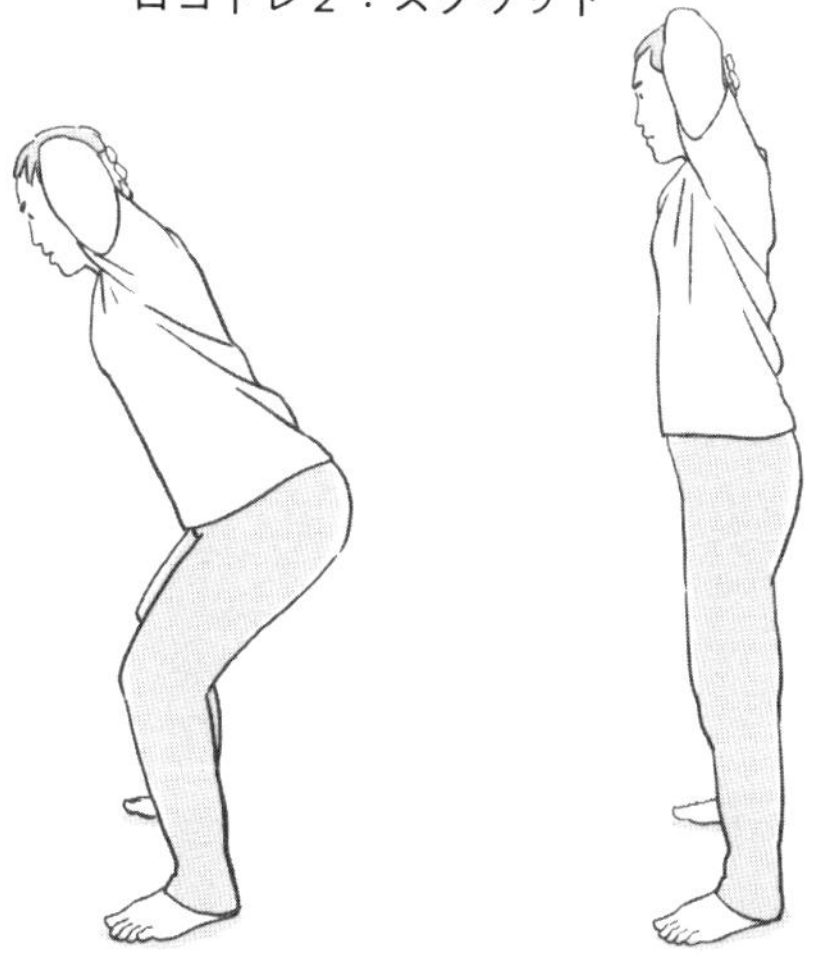

②膝がつま先より前に出ないように、
お尻を引くように身体を沈める

①足を広げて立つ
（つま先は30度くらい開く）

↓スクワットができないときは、イスに腰かけ、机に手をついて立ち座りの動作を繰り返します。机に手をつかずにできる場合は、手をかざして行います。

※ロコトレにプラスする運動1：ヒールレイズ（ふくらはぎの筋力アップ）
一日の回数の目安：一〇〜二〇回（できる範囲で）×二〜三セット

1：両足で立った状態で踵を上げる。
2：ゆっくり踵を降ろす。
3：これを繰り返す。

【ポイント】
＊バランスを崩しそうなら、壁や机、イスの背もたれなどに手をついて行う
＊踵を上げすぎると転びやすくなるので要注意！
＊自信のある人は、壁などに手をついて片脚だけでも行う

ロコトレプラス1：ヒールレイズ

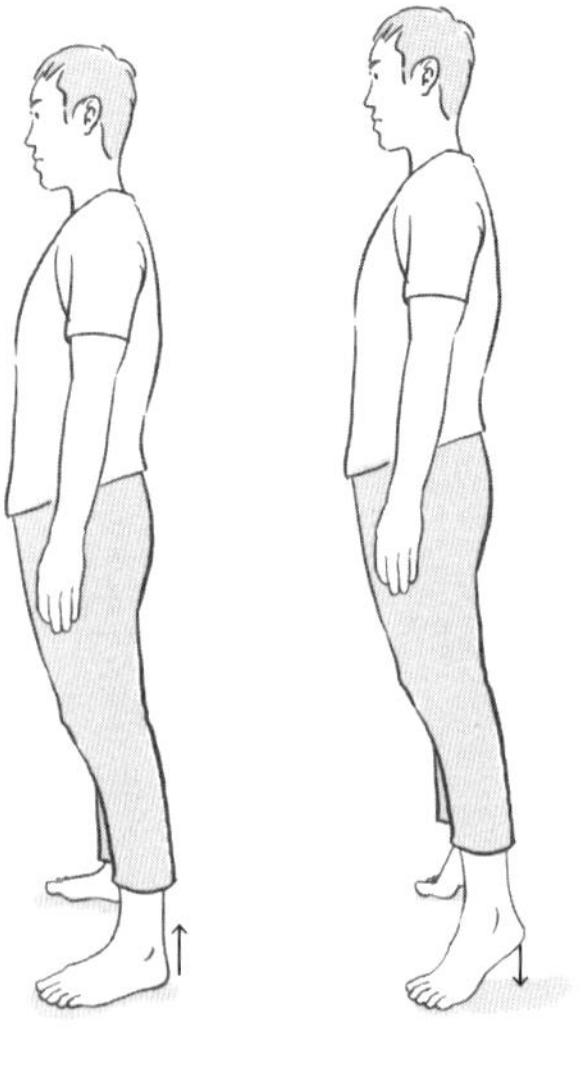

※ロコトレにプラスする運動2：フロントランジ

（下肢の柔軟性、バランス能力・筋力アップ）

一日の回数の目安：五～一〇回（できる範囲で）×二～三セット

1：腰を両手で支え、両脚で立つ。
2：脚をゆっくり大きく前に踏み出す。
3：太ももが水平になるくらいに腰を深く沈める。
4：身体を上げて、踏み出した脚を元に戻す。

［ポイント］

＊呼吸は止めずに、上体は胸を張る
＊大きく踏み出し過ぎて、バランスを崩さないように気をつける

ロコトレプラス２：フロントランジ

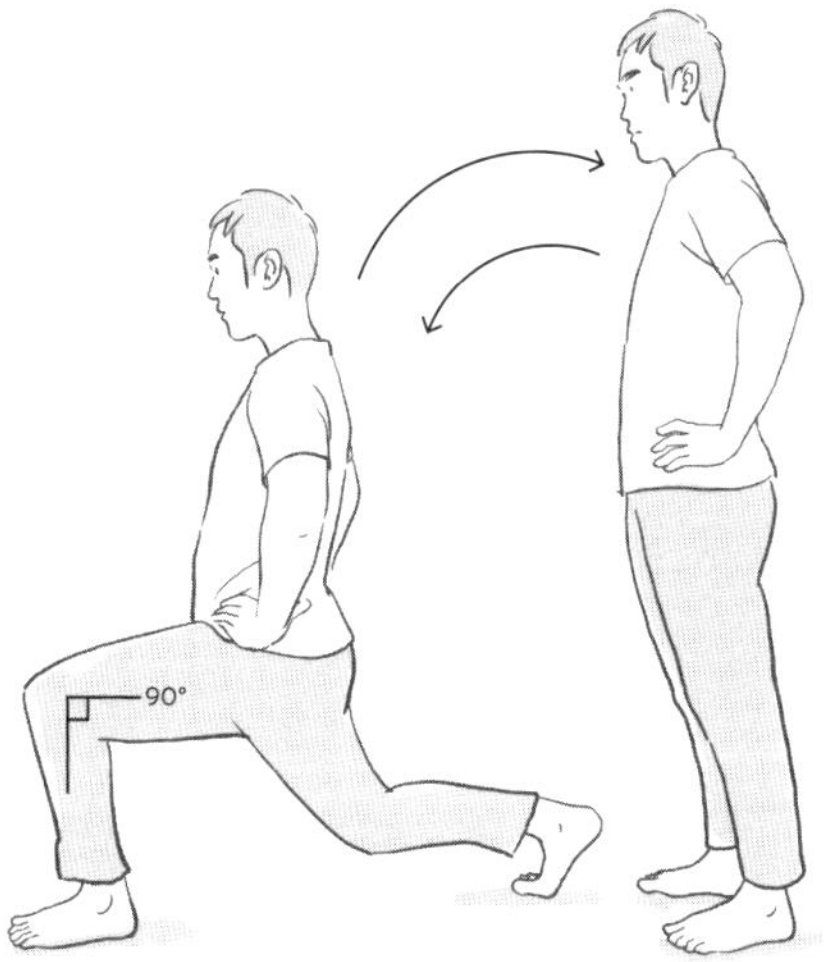

16

覇気がない

引き続き、脳、精神の老いや変化についてみていきましょう。ここでは加齢による変化のポイントの四つ目「認知機能の低下」と、五つ目「意欲の低下」について理解を深めます。この二つは似たような症状として現れることもありますが、適切に見分けて対処しましょう。

次の項目に
ひとつ以上当てはまる

DIY フロー

覇気がない

16

**同じことを
3 回以上聞く**

**今まで
できていたことが
できにくくなる**

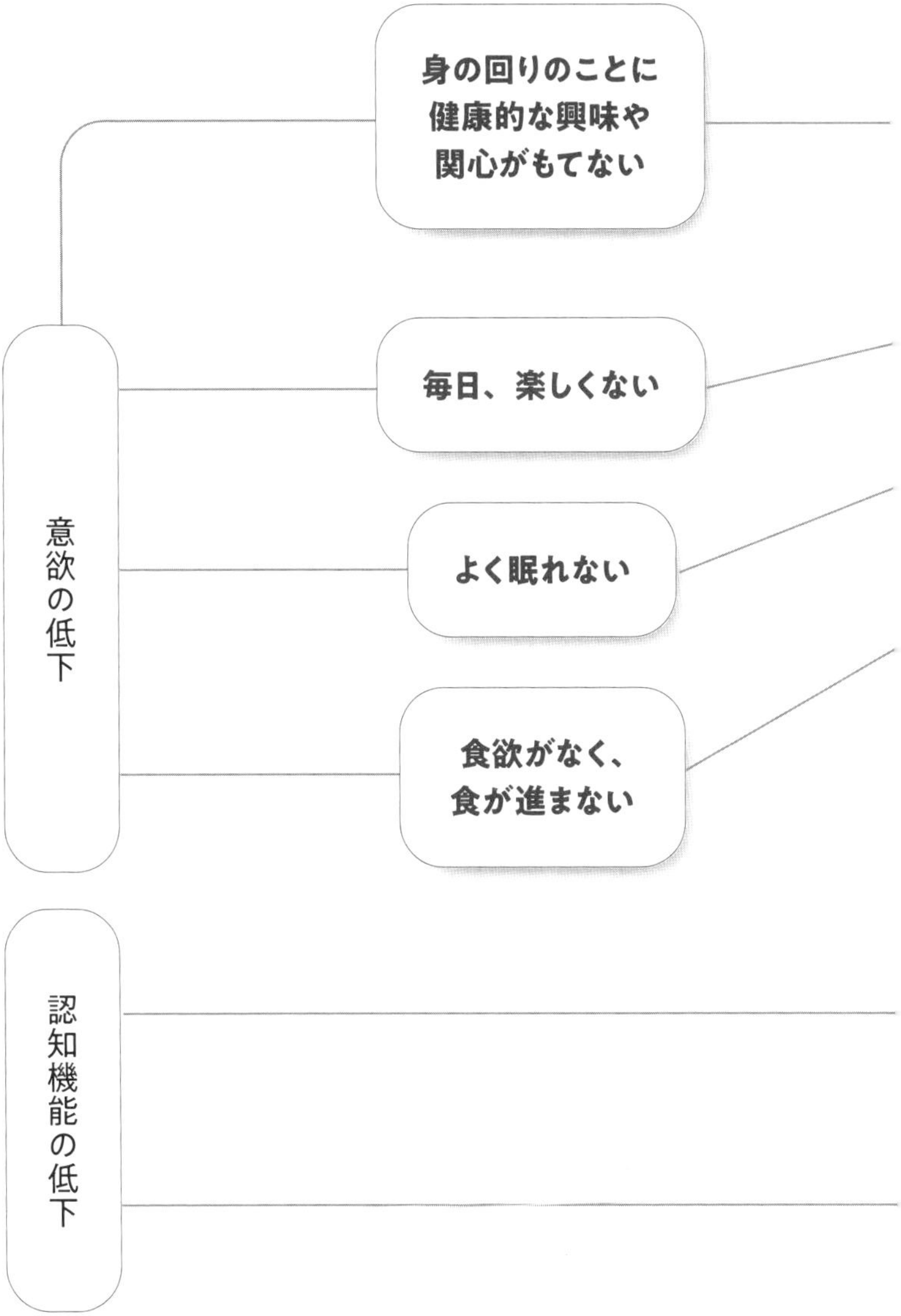
意欲の低下
身の回りのことに
健康的な興味や
関心がもてない
毎日、楽しくない
よく眠れない
食欲がなく、
食が進まない
認知機能の低下

1：認知症をむやみに恐れないために

「認知機能低下」を知る

人生一〇〇年時代と聞いて、まだまだ人生を楽しむ時間がありそうだと喜ばしい反面、ひとむかし前の人と比べて二〇年以上も長生きできたとして、脳や心はポンコツにならないだろうか、一抹の不安を感じる。

認知症にはなりたくない。そういった気持ちは、認知症の予防や治療について医学的に裏づけされた具体的な情報が少ない現在、分からなさゆえの怖さが大きいのではないでしょうか。一部のメディアが取り上げる情報には、重度のケースの一端を紹介し、ネガティブイメージをあおるものもあり、不安にさせられます。

しかし厚生労働省は二〇二五年には**全国で認知症を患う人の数が七〇〇万人を超え、六五歳以上の高齢者のうち、五人にひとりが認知症に罹患すると推計しています**から、誰にとっても他人事ではないことで、冷静に向き合っていきたいですね。

認知症とは、さまざまな原因によって脳が司る認知機能が低下し、それによって生活に障害が生ずる状態です。

脳萎縮画像

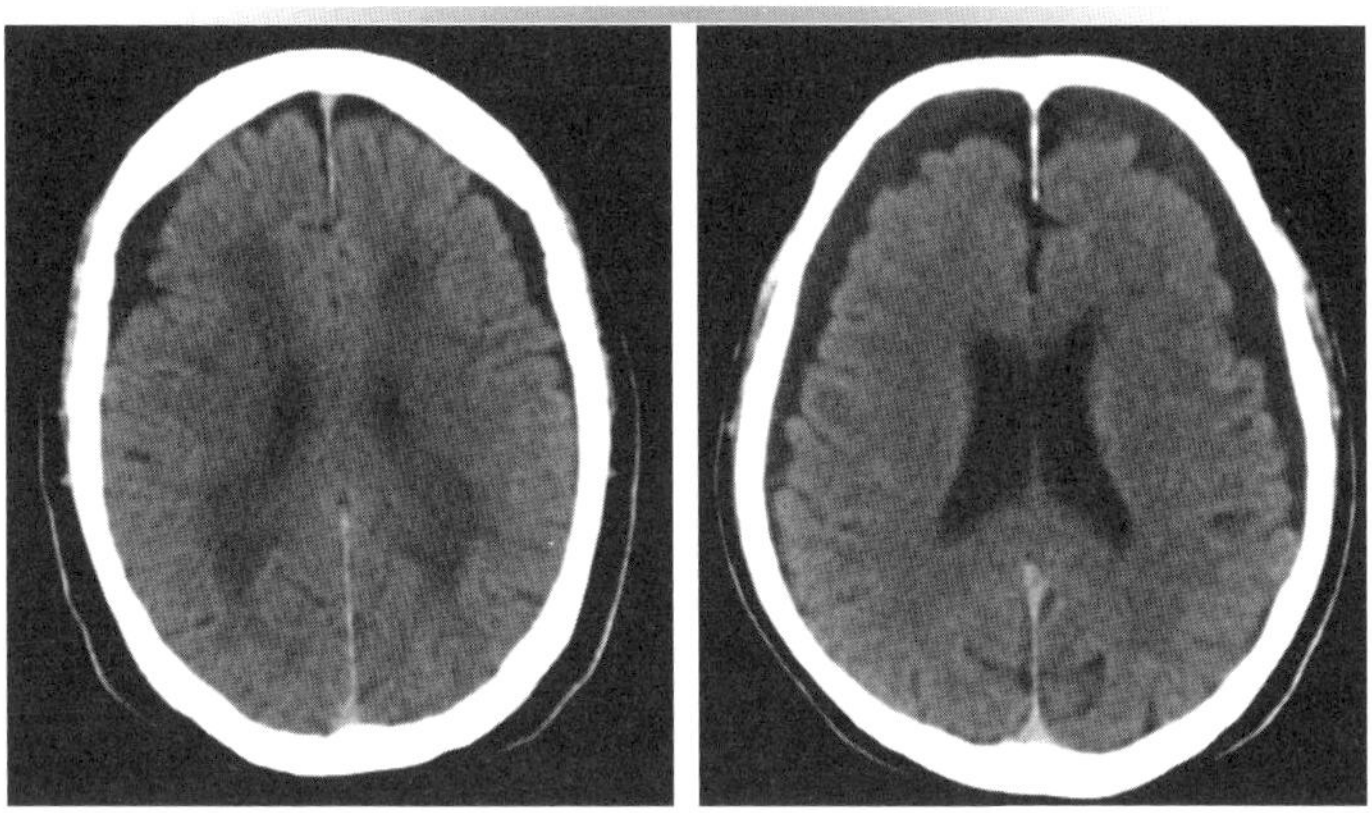

69歳　男性　　83歳　女性

原因としてよく知られているのは、

＊アルツハイマー病（アルツハイマー型認知症〈ＡＤ〉の原因）
＊レビー小体病（レビー小体型認知症の原因）
＊脳血管障害（脳血管性認知症の原因）

の三つで、これらは三大認知症と呼ばれますが、日本人では認知症の人の約五〜六割は**アルツハイマー型**です。

アルツハイマー病では認知症の症状が出てくる二〇〜三〇年前から脳にアミロイドβという脳内の神経伝達を妨げる物質が蓄積し、神経線維にリン酸タウという変化が生じます。その蓄積のメカニズムや炎症（二五五頁）による影響、糖化（二四二頁）によってつくられるＡＧＥｓとの関係などが現在、世界中で調べられています。

一方、まだ解明されていないことも多く、死後の解剖でアルツハイマー型の脳の病理変化が確かめられても、生前にはアルツハイマー型認知症にはなっていなかった人が多数いたという研究もあります。

アルツハイマー型認知症とは蓄積する物質が異なるレビー小体が蓄積し、幻視などを特徴とするレビー小体型認知症、そのほか脳血管障害による神経細胞のダメージが原因の脳血管性認知症もあります。

また、**認知機能低下**の代表的な症状としては「もの忘れ（記憶力の低下）」と「見当識障害」、「理解・判断力の障害」があります。

※もの忘れ（記憶力の低下）

記憶には、新しい出来事を記憶（記銘）し、それを保ち（把持）し、後になって思い出す（想起）の三段階がありますが、認知症ではとくに新しい出来事を記憶する能力が低下し、初期～中期はかつての記憶を保ち、思い出す能力は残っていることが多いです。

そのため、認知症の人がついさっき食事したことを忘れてしまうのに、思い出話はできる、ということが起こります。ただし、三〇分前に同じ話をしたとしても、話したことを忘れてしまい、同じむかし語りを繰り返す、ということもよく起こります。

記憶の仕組み

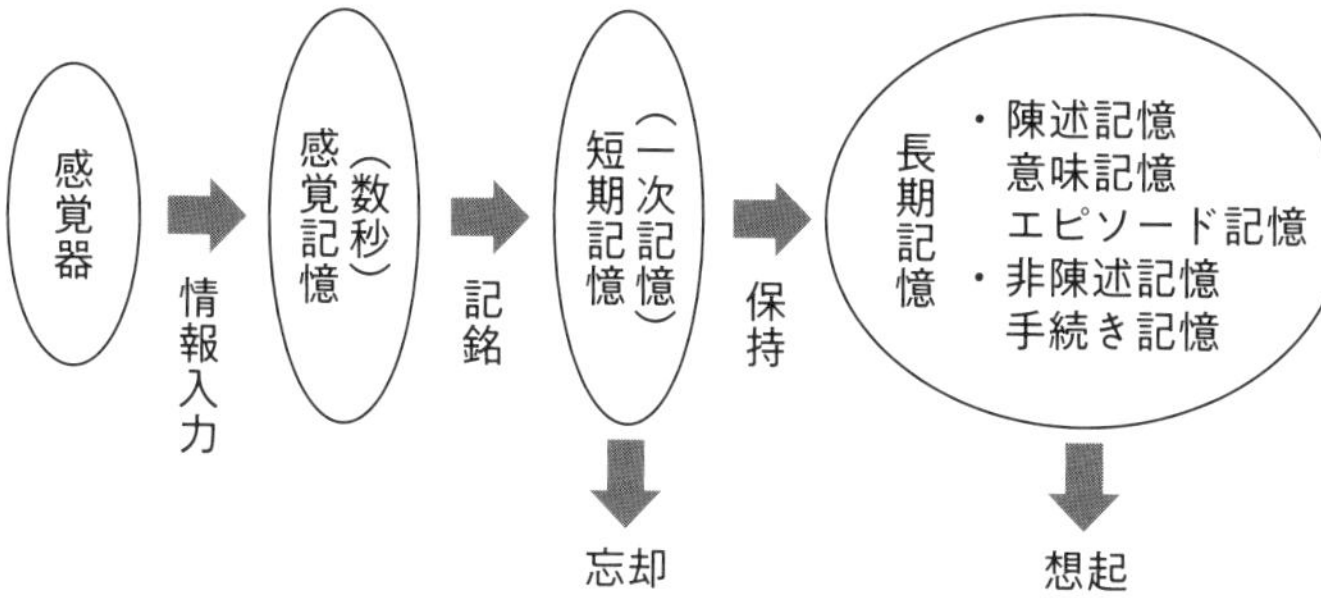

日本内科雑誌　2018:107巻12号2462

一方、認知症の人の記憶では、出来事（エピソード記憶）は忘れても、知識（意味記憶）や体で覚えた経験（手続き記憶）は失われにくいという傾向もあります。

※見当識障害、理解・判断力の障害

「見当識」とは普段はあまり使わない言葉ですが、**目や耳など五感でとらえた自分の周囲の状況を理解する能力**のことで、記憶と同様に、社会で生きていくために重要な能力です。認知機能障害が生じると①時間、②場所、③人の順で理解が困難になり、生活に不安が生じます。

たとえば買い物をするとき、紙幣や硬貨をどう組み合わせて支払うのが適当か、判断がつかなくなる、エアコンやテレビのリモコン、銀行のATMなどの使い方が分からなくなるなどです。

長年、車を運転してきた人であれば、認知症に

なっても「手続き記憶」は失われておらず、運転操作をすべて忘れてしまうわけではないものの、何かハプニングが生じた際に、理解・判断する能力の障害により、誤った判断や操作をしてしまうといったことが起こる可能性があります。

認知症の人は、病識（自分が病気だという自覚）はなくても、認知機能低下による生きづらさは感じています。しかしその状況を系統立てて考えたり、うまく表現したりすることは難しく、その人の混乱や不安は、周囲からは理解しづらい行動になって現れる場合もあります。パートナーや家族など周囲の人々がその人にどのような認知機能障害が生じ、何に困っているのかを理解し、環境調整をすることで、生きづらさを解消することができる場合もあります。

パートナーなどと「誰もがなる可能性のある認知症」についてオープンに話し合い、互いの健康観や介護観、死生観などについて知り合っておくことは、もしどちらかが認知症になっても自分らしくケアをしたり、受けたりするために重要な情報です。

なお、認知機能障害については状態をチェックするさまざまなスケールがありますので、ここでもちょっとやってみましょう。

＊下の円に長針と短針を書き込んで、九時一五分の時計を描いてみましょう。

認知機能低下の症状のひとつ、長針と短針のパターンから時刻を判定できない「**時計失認**」や、空間における物の位置や、物と物との位置関係が分からない「**視空間失認**」などがあると描けません。

＊図を真似してみましょう。

認知機能低下の症状のひとつ、視空間失認や、指示を理解して真似することができない「**観念運動性失行**」などがあるとできません。

そしてアルツハイマー型認知症では軽度～最重度までどのような症状が出現するのかがまとめられていて、インターネットでも閲覧できます（FAST：Functional Assessment Staging）。

FASTでは、暮らしの中でどのようなことが困難になるのかが分かり、軽度～最重度まで時間経過の目安も示されています。

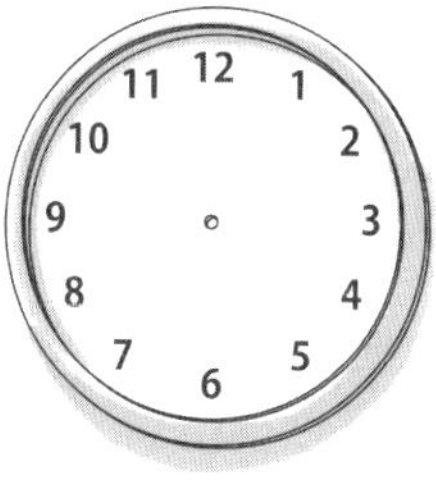

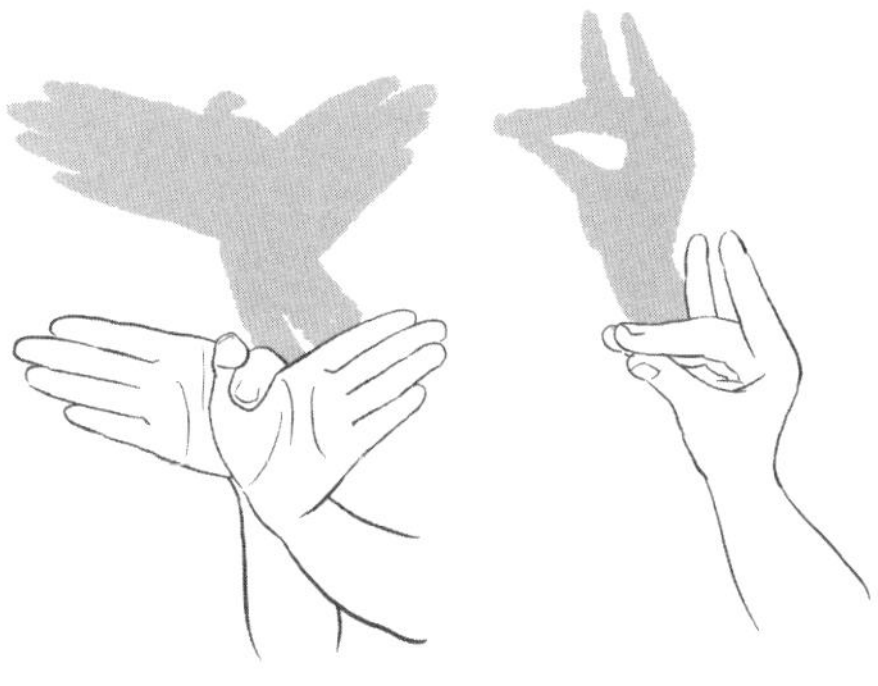

FAST

FASTステージ	診断	期間の目安	特徴	生活の中で見られること
1	正常	50年	主観的にも客観的にも機能低下はない	これといって機能低下はない。
2	年齢相応	15年	主観的には機能低下があるが、客観的にはない	人の名前が出てこない、物の場所を忘れるなど、ちょっとした「もの忘れ」がある
3	境界状態	7年	生活上、複雑な行為が困難になることがあるものの、明らかな機能低下で支障をきたすことはない	人生で初めて重要な約束を忘れてしまう。初めて行く場所に旅行するなど、複雑な行為は難しくなってしまう。買い物や家計の管理、行き慣れている場所への外出などには支障はない。
4	軽度AD	2年	日常的に生活上、複雑な行為が困難になる	買い物で必要な物を適量買えない。支払いにいつも札を使い、財布に小銭が増える。着替え、入浴、行き慣れている場所への外出に支障はないので、日常生活での介助は必要ではないが、社会生活では支障があることも。
5	中等度AD	18カ月	〃	買い物や、季節に合った洋服選びなどで介助が必要となる。入浴を忘れるが、お風呂に入れば体を洗ったり、お湯の調節はできる。自動車を適切かつ安全に運転できなくなる。大声をあげたり、睡眠障害が出るなどによって医師の治療的な関わりが必要になってくる。
6a	やや高度AD	5カ月	不適切な着衣が見られるようになる	寝巻の上に普段着を重ねて着てしまう。靴紐が結べなかったり、ボタンを掛けられなかったり、靴の左右が分からなくなったりする。着衣も介助が必要になる。
6b	〃	5カ月	1人で入浴できない	お湯の温度や量を調節できなくなり、体を洗えなくなる。浴槽の出入りや、風呂から出た後に体を拭くなども難しくなり、このような障害によって入浴を嫌がるようになることもある。
6c	〃	5カ月	1人で排便できない	用を足した後で水を流すのを忘れたり、ペーパーで拭くのを忘れる。あるいは服を直せなかったりする。歩行障害が出てくる。
6d	〃	4カ月	尿失禁	尿失禁が起こる。
6e	高度AD	10カ月	便失禁	便失禁が起こる。焦燥や明らかな精神症状のための受診が多くなり、施設入所が考慮されることが多い。
7a	〃	12カ月	語彙が最大6つ程度となる	発語が少なくなり、言葉がとぎれるようになる。徐々に文章を話すことが難しくなり、幾つかの単語あるいは短い文節に限られてくる。
7b	〃	18カ月	語彙が1つ、2つとなる	残る単語には個人差があり、ある人では「はい」が肯定と否定の両方の意志を示すときもあり、逆に「いいえ」という返事が両方の意味をもつこともある。
7c	〃	12カ月	歩けない	歩き方がゆっくりになり、歩幅が狭くなり、階段などで介助が必要になる。次第にふらつきが起こり、やがて歩けなくなる。
7d	〃	12カ月	座って姿勢を保てない	次第に介助なしで椅子に座っていることができなくなる。
7e	〃	18カ月	笑うことができない	笑ったり、見知った人や物を認識できなくなる。
7f	〃		首がすわらない	食事の認識や咀嚼・嚥下などができなくなり、やがて外部に対する反応がなくなり、昏睡状態となる。

＊ADとはアルツハイマー病
＊Functional Assessment Staging（FAST）より引用、著者リライト

予防に挑む！

認知症の予防法は多くの人の関心事であり、さまざまな方法が提唱されていて、流行のスタイルもあるようですが、いずれもまだ検証が不充分で、判断するには時期尚早です。

表（一九六頁）は、認知機能の維持・改善に効果が期待され、世界中で研究されている栄養素、ビタミンD、抗酸化物質、魚油に多いDHAなどオメガ3オイル（多価不飽和脂肪酸n-3系）、ビタミンB群、イチョウ葉について発表された信頼性の高い論文のまとめ（SR：Systematic Review：系統的レビュー）などを集め、その結果を整理したものです。

ご覧になると分かる通り、それぞれの成分において「効果がある」という研究も、「効果はない」という研究もあります。

どんなに信頼性の高い統計学的結果も、何らかの条件に一致した人を集め、集団としてみた場合に出た結果であって、読者のみなさん一人ひとりに必ず合う結果が出ているとはいえないのです。

＊研究対象となり、何らかの有意な効果をもたらしている栄養素の不足には気をつけたい。
＊現代生活では調理が簡単な献立やファーストフード、加工品を食べることが多いが、結果として肉食に偏りがちとなる。意識的に魚や野菜を食べることが大切。

認知能に対する各種栄養素の効果

Positive（有意な効果）		Negative（有意さなし／リスク上昇）
◉6件のSR：VD欠乏（<25nmol/L）群では、VDが十分な群（≧507nmol/Lと比較して認知症リスクが高かった(point estimate1.54)。〈BMC Geriatr. 2017〉 ◉コホート研究：VD不足群では、VDが十分な群と比較して認知能低下が速く、AD発症リスクが高かった（HR　2.85）。〈Alzheimers Dement. 2017〉	VD	◉コホート研究：ベースライン時のVD値／摂取量／遺伝子リスクスコアは長期（～18年間）の認知症／認知能障害リスクと有意な相関なし。〈Am J Clin Nutr. 2017〉 ◉無作為化試験：健常者において、高用量VD（4000IU/日）と比較して非言語記憶を改善したが、言語記憶やその他の認知領域には有意な効果なし。〈Exp Gerontol. 2017〉
◉50件のSR：認知能障害のない群では、ある群と比較して平均血中VC値が高かった。〈Nutrients. 2017〉 ◉観察研究：VCと／もしくはVE摂取群では、非摂取群と比較して認知症のリスクが有意に低かった（HR 0.62）。〈Ann Pharmacother. 2017〉 ◉12件のSR:AD患者では、対照群と比較してセレン値が有意に低かった。〈J Trace Elem Med Biol. 2017〉	抗酸化物質	◉50件のSR: 認知能障害のある被験者において、血中VCと認知能スコアは有意な相関なし。〈Nutrients. 2017〉 ◉4件のSR:VEはMCIから認知症への進行抑制、MCI/AD性認知症患者の認知能改善に対して有意な効果なし。〈Cochrane Database Syst Rev. 2017〉 ◉RCT後コホート研究：VE・セレン・VE+セレン・プラセボ群では認知症の発症率に有意差なし。〈JAMA Neurol. 2017〉
◉21件のSR：魚やDHAの摂取が多いと認知症/ADのリスクが有意に低かった（魚が1単位／週増えるごとにRR 0.95/0.93、DHAが0.1g/日増えるごとにRR 0.86/0.63）。〈Am J Clin Nutr. 2016〉 ◉RCT：DHA（2g/日）はプラセボと比較してMCI患者の認知能を向上させ海馬委縮を抑制した。〈J Alzheimers Dis. 2017〉	オメガ3	◉RCT: 記憶障害を訴える高齢者にオメガ3を単独もしくは複合的介入の一環として与えたところ、認知能低下の抑制に有意な効果なし。〈Lancet Neurol. 2017〉 ◉3件のSR：軽‐中等度のAD患者においてオメガ3は有意な認知能改善効果なし。〈Cochrane Database Syst Rev. 2016〉
◉プラセボ対照試験：高ホモシステインの被験者において、VB群はホモシステインを低下させ認知能スコアを改善した。〈Nutr Neurosci. 2016〉 ◉観察研究：健常高齢者においてVB6値／摂取量が低いとその後の認知能低下が速かった（OR 3.48/4.22）。〈Nutrients. 2017〉 ◉観察研究：股関節骨折をした高齢者のうち、VB12が境界低値（<350pg/ml）だと認知能低下リスクが高かった。〈Isr Med Assoc J. 2017〉	VB群	◉4件のSR：VB群はホモシステイン値を有意に低下させたが、認知能向上には繋がらなかった。〈J Geriatr Psychiatry Neurol. 2017〉 ◉RCT: 糖尿病でVB12値が境界低値（150-300pmol/L）の高齢者において、VB12補充は認知能低下を抑制しなかった。〈Clin Nutr. 2017〉
◉SR12件のまとめ：認知症／認知能障害の患者において、22週以上にわたってイチョウ葉エキス>200mg/日（主に>240mg/日）を与えると、認知能が改善する可能性が示唆された。〈J Ethnopharmacol. 2017〉	イチョウ葉	◉SR12件のまとめ：認知症／認知能障害の患者において<200mg/日のイチョウ葉エキス摂取は有意な臨床効果を示さなかった。また<22週の摂取による効果についても十分なエビデンスがない。〈J Ethnopharmacol. 2017〉

＊機能性成分は過不足なくとり、とり続けることが大切。一般的にいわれているよりたくさんの量を一度にとったところで効果は期待できない。

つまり「**バランスよく食べ続ける**」ということになり、目新しいトピックとはいえないですが、これが本書での結論です（一九八頁の表も参考にしてください）。

もちろん本ではなく、診察の中、面談でお伝えする場合は、すこし違った結論になります。医者としての見立てを加味して、その患者さん仕様の結論をお伝えすることになるからです。

また今後、認知症予防関連の研究が増えていけば、結論は随時変化するでしょう。

こういった視点で情報と付き合うDIYは、医学や科学の最先端研究の成果を生活に落とし込むおもしろさがあると思いませんか?!

2：うつ病を見逃さない！

認知症?!と思ったときも要注意

冒頭のフロー16（一八六頁）で尋ねている項目（興味や関心、満足感、睡眠、食欲）は、**うつ病のチェックポイント**です。

認知機能低下に対する防御因子としての評価

介入のタイプと方法	概括評価
栄養面	
ビタミンB・葉酸	?
ビタミンC・ベータカロチン	×
イチョウ葉エキス	×
ω－3不飽和脂肪酸	×
医薬品	
スタチン	?
降圧剤	×
NSAIDS	×
性ホルモン	×
コリンエステラーゼ阻害薬	×
社会・経済・行動要因	
運動	○
認知トレーニング	△～○

○：decreased risk　△：slightly decreased risk　×：no association　？：例外もあるか？

Plassman BL et al Ann Intern Med. 2010;153:182-193 Table 2改変

誰にでも気分が落ち込むことや、睡眠不足、食が進まないときはあり、一過性であれば問題はありません。しかし、こうした**状態が二週間以上続くようなら、うつ病の可能性を考えてみましょう。**

自分ではなかなか気づきにくく、パートナーや家族のほうが変化に気づきやすいかもしれません。「いつも熱心に見ていたスポーツニュースを見なくなった」「好物にも食指が動かない」など、生活の中での変化を見逃さないようにしたいものです。

更年期以降、人生ではさまざまな喪失を経験することが多くなります。

「老い」は、とらえ方によっては喪失の連続になり、慢性的な不調や病気の存在、治療などは大きなストレスになります。社会の変化や技術革新についていけないことや、多世代とのコミュニケーションの不具合などが喪失感につながることもあります。役割の喪失（子の巣立ち、退職）、大切な人との死別なども喪失で、そういったストレスが重なることが脳に作用し、うつ病など精神疾患につながることがあるのです。

そして**うつ病と認知症は似た症状を示す**ことも覚えておきましょう。

うつ病によって一時的な認知機能の低下が起こっている状態は認知症と区別が難しく、認知症の人の失語や意欲低下も、うつ病と区別が難しく、両方が合併していることも多いのです。

さらに、高齢者のうつ病の症状は他の世代のうつ病の症状とすこし違う場合があり、悲哀の感情があまり目立たない一方で、イライラや激昂が強かったり、過剰に健康状態を心配したり（心気妄想）、ひときわ自殺念慮が強い場合もあります。

うつ病や認知症の可能性があると思ったら、治療を受けるべき不調かそうでないか、相談できる医療者がいると適切なタイミングでふさわしい医療にアクセスできます。

相談を受け、的確なアドバイスをするには、その患者さんについて全体的な理解も必要になるので、精神や脳の専門の科でなくても、かかりつけの（何科であっても）医師でもいいかもしれません。

更年期以降、判断が難しい症状についてオープンに話せる、信頼できる医療者をひとり確保しておくこともDIYの一手なのです。もし専門科での治療が必要なときは、かかりつけの医師から紹介してもらえます。

覇気をアップする攻めの栄養ケア

先に「疲れがとれない」の項（五二頁）で紹介したATPの増産が、精神の活力を増強するにも有効です。

五六頁で紹介しているATPをつくり出すメカニズムにさっと目を通してみてください。そしてビタミンB1が不足しないよう、食生活に配慮を。TCAサイクルを十分に回しましょう！

2

健康を手に入れたい人なら
絶対知っておきたい！

健康の土台(Base)三原則
＋
三大老化メカニズム・チェック

健診結果はもっと活かせる

この章では健康づくりの土台となる**三原則**（栄養、運動、休養）と、**老化促進の三大メカニズム**（酸化、糖化、炎症）について現在の状態を簡易チェックし、健康寿命を延ばすために暮らしの中で生かせる大切な知識・習慣を身につけていただきたいと思います。

直近の健診や人間ドックで医師から示されたデータや、アドバイスと関連づけて見ていくと、検査結果の意味や、数値改善目標、そのためのセルフケアなどが具体的に考えやすくなります。

たとえば年に四回、季節の変わり目や、自分とパートナーの誕生日にチェックし合いましょう。

はじめてチェックをするときは、三カ月前の自分と比べ、二回目以降は前回と比べます。チェックがつかない項目があったら、次回までに改善できるようにセルフケアに取り組んでください。

これこそ**ＤＩＹ健康づくりの真骨頂**。健診（人間ドック）の結果をより有効に活用する手段です。

もしもチェックをして心配なこと、不安な点があったり、セルフケアについて相談したい場合は、かかりつけの医療機関でアドバイスを受けましょう。その際も、検査データとともにチェックの記録を示すと、ご自身が「不安に思っていること」について医師に具体的な情報提供ができ、貴重な診察時間を有意義に使うことができます。

Base 1……栄養

［DIYチェック項目］

a：健康診断（人間ドック）で行った血糖値、血圧、コレステロール値などの値に変化がなく、再検査や治療の必要を告げられていないか

b：体格指数（以下、BMI）は以下の範囲内である

c：この三カ月の間に、三キログラム以上の体重の増減はないか

d：この半年の間に、洋服のサイズは変わっていないか

e：食欲、食事の内容（好み）・量は変わっていないか

f：飲酒頻度・量は変わっていないか

g：外食の機会が極端に増えたり、減ったりしていないか

h：続けて歩ける距離、歩く速さは変わっていないか

i：ふくらはぎが次頁図のように細くなっていないか

j：趣味や娯楽で出かける機会が減っていないか

k：歯科で定期的に口腔ケアを受けていて、大きな問題はないか

年齢	目標とする BMI の範囲（kg ／ m^2）
18 ～ 49 歳	18.5 ～ 24.9
50 ～ 69 歳	20.0 ～ 24.9
70 歳以上	21.5 ～ 24.9

指輪っかテスト

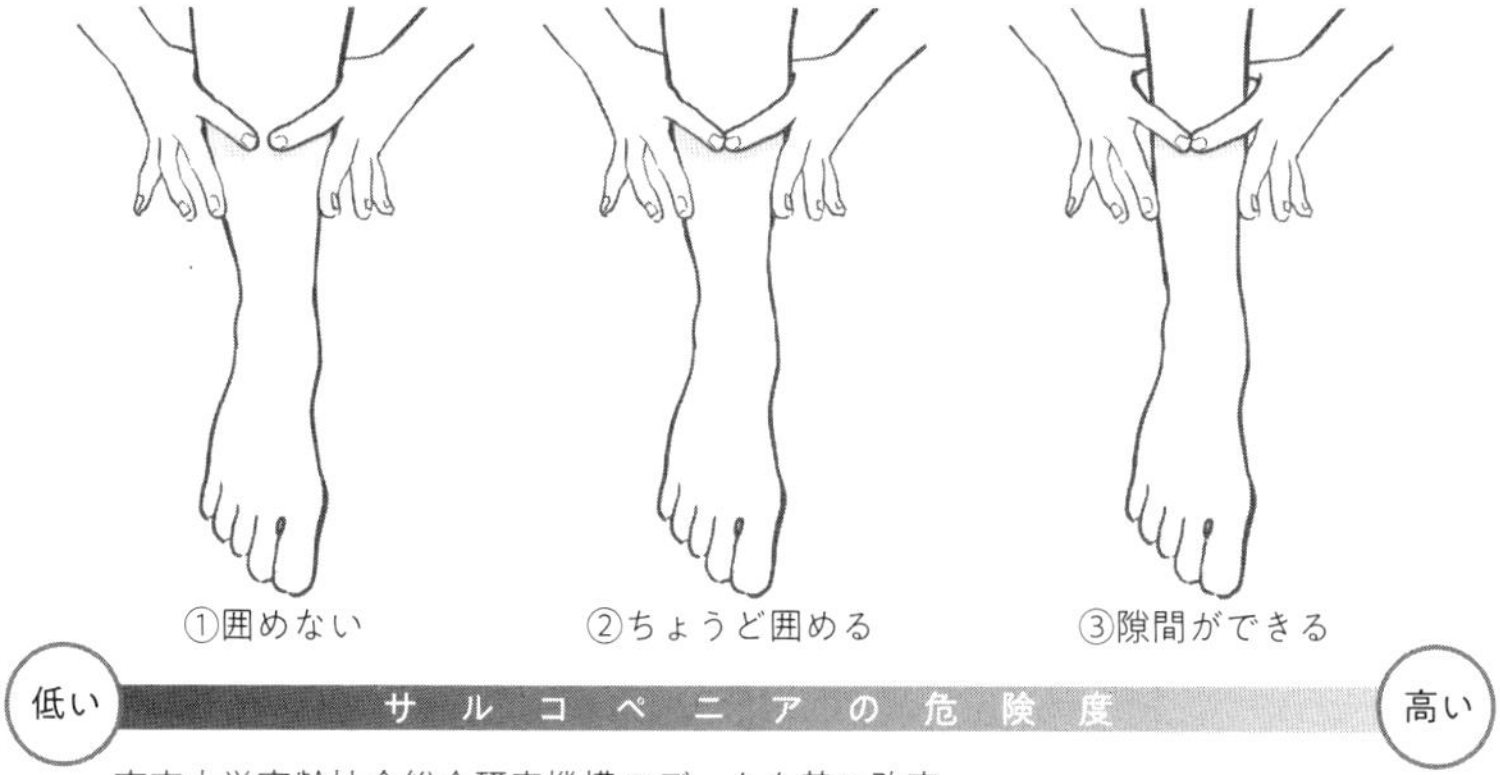

東京大学高齢社会総合研究機構のデータを基に改変

［註］

＊栄養状態について心配なことがあったり、セルフケアについてアドバイスを受けたい場合は、医師または管理栄養士に相談しましょう。管理栄養士はかかりつけの医師に相談すれば、院内の栄養相談室などへつないでくれるか、地域で活動している人を教えてもらえます。

＊肥満もしくはやせ、または持病などで栄養指導を受けている人は主治医の指示に従って栄養管理を続けましょう。

＊上記指輪っかテストを行う場合、下腿筋肉トレーニングを相当行っている方は、指で囲った際に隙間ができることも多いので判断には注意が必要です。

栄養について知っておきたいこと

自分にとってバランスのいい食事を

さまざまなメディアを通じて、食事からとる栄養素などについて情報が日々、大量に届く現代。積極的にとるべき食べ物や、食べ方に注意を払っている人は多いと思います。

私自身もおいしくて、体を養う食事を楽しむことを続けたいと思いますし、医学的にみても食事の質・量が健康に与える影響は大きいので、これまでも書籍やメディアの取材に応じて「健康的な食」について多く情報発信をしてきました。

長寿や疾病予防のための食事療法についてエビデンスが多く蓄積されつつあるので、それを日常の食生活に利用していただけるようご紹介してきたのです。

ただし、こうしたエビデンスの利用には、少々注意が必要です。研究の対象者に選ばれたのはどのような人たちか、解析方法、そして何より自分自身の状態を把握したうえで情報を活かす姿勢が重要なのです。

たとえば血液中のビタミン濃度など、人によって違いがあるので、同じテーマで解析しても、対象の選び方で結論が異なる場合があるからです。「一日三〇品目食べる」というよく知られる食生活改善法も、多彩な食事成分をとる試みとしては大切ですが、人によってはカロリー過剰から肥満を招かないよう気をつける必要があります。人体の栄養の仕組みは単純ではなく、**栄養素が体に与える影響の現れ方は個人差が大きい**ということを覚えておきましょう。

まして特定の症状改善のためではなく、健康の土台として栄養について考えるなら、単一の食品や栄養素、機能成分だけを取り上げて、何を食べる、食べないなどと考えるのはあまり合理的ではありません。

つまり健康づくりの基礎としての栄養管理は、究極「**バランスのいい食事を心がける**」になり、誰もが自身の体調やライフスタイルから考えて、バランスよく選び、食べることが大切です。

とはいえ、どういった食事が自分にとってバランスがいいのか考える「ものさし」が必要ですね。そこで、先ほどご紹介した栄養の Base 1 のチェックはバランスのいい食生活ができているか、改善点はどこか、イメージできるように考えています。チェックをしたら、次項と照らし合わせて、自分オリジナルの栄養管理をスタートしましょう。

厚生労働省は二〇二〇年に「日本人の食事摂取基準」（*）を改定しました。従来版から、改正の必要が示されたポイントには、現代日本人の健康上の問題が反映されているので、そのポイントも参考に、次項では私たちに欠かせない栄養の基礎知識をご紹介します。

＊「日本人の食事摂取基準」とは厚生労働省が「国民の健康の維持・増進、生活習慣病の予防を目的とし、エネルギーおよび各栄養素の摂取量の基準を示すもの」として策定。一九六九年より、五年ごとに改定されています。

栄養悪化は二つの顔をもつ

飽食の時代といわれて久しい現代、意外に思う方もいるかもしれませんが、今は栄養のとり過ぎである「**過栄養**」と同様に、ある特定の世代などで栄養不良の「**低栄養**」が深刻な問題になっています。

過栄養、低栄養と聞いてもピンとこない場合は、ひとまず「**肥満**」と「**やせ**」のイメージで進めましょう。

一部例外はありますが、中年以降、六五歳までは「過栄養」に気をつけた栄養管理、そして六五歳からは「低栄養」に気をつけた栄養管理で病気の予防、重症化予防をしましょう。栄養悪化は二つの顔（過栄養と低栄養）をもつのです。

なお本来、個人差が大きい栄養について望ましい摂取量などを示すとき、基準とするＢＭＩ（対象：成人）は「死因を問わない死亡率（総死亡率）が最低になる体重をもって最も健康的である」と考え、基準化されています。

そこで定期的に行うBase 1のチェックでもこのＢＭＩを取り上げました（b、c）。たとえば、代謝や活動量に見合っていない「食べ過ぎ」など、エネルギーの過不足等は体重の変化やＢＭＩに現れます。ただし、体脂肪率や筋肉量など体組成、ウエスト等は加味されませんのであくまで目安のひとつです。

そして年齢別の「目標とするＢＭＩ」の範囲を維持する**摂取**（エネルギーと栄養素をとることによる）・**消費**（代謝量と活動による）のバランスをとることが、栄養管理のポイントです。

過栄養にせよ、低栄養にせよ、食事の内容に加えて、代謝量や活動量の変化の影響も大きく受けた結果として現れるものと考える視点が大切です。

✲過栄養

主にエネルギーや脂質のとり過ぎである過栄養は肥満、糖尿病、脂質異常症、高血圧、メタボリックシンドロームなどにつながり、動脈硬化性疾患をまねくばかりでなく、全身の臓器の老化、病気の発症に影響を及ぼします（二四二頁、「糖化」ならびに二五五頁、「炎症」の項目を参照）。

一般的にも生活習慣病を予防するために肥満を防ぐことが大切だという知識は定着しつつあり、「平成二九年国民健康・栄養調査結果の概要」では、肥満の人（ＢＭＩ25以上）の割合

（男性三〇・七パーセント、女性二一・九パーセント）は、男女ともこの一〇年、増えても、減ってもいません。

しかしBMIでは体組成などが分かりませんので、このデータでは〝ぽっこりお腹〟などと称される「内臓脂肪型肥満」の人、体重は少なくても体脂肪が著しく多く、筋肉量が少ない「サルコペニア肥満」の人の割合などは分かりません。

一見、太っているようには見えなくても、体組成の数値が悪く、過栄養である場合もあるのです。

そのためBase 1のチェックではa、d〜hの項目を設けています。

過栄養や**肥満の解消**にチャレンジするときには、BMIとともに体組成データ、そして普段、実際に食事でとっているエネルギー（カロリー）を調べ、どの程度の減量が必要かを考え、データの変化を見ていきます。

食べ過ぎを見極める、一日の総摂取カロリーのボーダーラインは二〇〇〇キロカロリー。オーバーしていたら、まず摂取カロリー二〇〜二五パーセント減を目安にしましょう。

体組成は、家庭用の体重体組成計でも測ることができる機器が増えています。摂取エネルギー（カロリー）は、スマートフォンなどで利用できるアプリで食事内容を入力すると自動計算してくれるものもあります。さらにチェック表の註にもあるように、健康上の不安があるときは、医師を通じて栄養管理について管理栄養士からアドバイスを受けることもできます。

そして減量は短期間で考えず、減量した後に良好な状態を保つことも視野に、無理なく継続できるスタイルを選ぶのが健康DIYの方法です。

たとえば一日おきに摂取カロリーを制限する「一日おきファスティング」や、夕食だけを半人前など少なくする「夕半ダイエット」など、自分に合う方法で取り組んでみましょう。

❈低栄養

医療分野での栄養ケアにおいて、今、大きな問題として注目されているひとつが「低栄養対策」で、とくに超高齢社会になり、高齢者の低栄養予防、低栄養から起こるフレイル・サルコペニア予防が重要視されています（一七〇頁、「更年期以降、気をつけたい『フレイル』」を参照）。

低栄養とは**健康な体を維持し、生活を継続するのに必要となる栄養素**（エネルギーとたんぱく質）**が不足している状態**です。「平成二九年国民健康・栄養調査結果の概要」では、六五歳以上で低栄養傾向の人（BMI20以下）の割合が男性一二・五パーセント、女性一九・六パーセントおり、八〇歳以上では男女とも約二割が低栄養傾向にあると報告されています。

BMI20以下というのは、「低栄養状態にある人（BMI18・5以下）」ではなく、その手前にいる「低栄養傾向にある人」ですが、自立した生活が難しくなり、病気や死亡のリスクが上がるとされるボーダーラインですから、そのような状態にある高齢者が多いことは本当に大きな問題です。

現在「低栄養傾向にある人」への栄養ケアとともに、未来の高齢者に対して低栄養の予防について周知が必要です。〝未来の高齢者〟とは、年齢に限らずすべての人をさします。とくに介護世代である中高年以上は、親世代の問題としても低栄養について知っておくことが重要です。自立した生活が困難になるということは、要介護度が上がるということになるので、**低栄養予防は家族の課題**なのです。

Base 1のチェックのすべての項目が低栄養のリスクチェックに関係しています。

項目 i「指輪っかテスト」（二〇五頁）は、サルコペニアの危険度を見る簡便なチェック法で、すき間ができるのは危険度が高い可能性があることを示します。いずれかの項目にチェックがつかなかったら、年齢にかかわらず何らかの対処を考えましょう。

フレイル・サイクルを防ぐ低栄養予防には、慢性腎臓病など持病のための栄養管理を行っている人を除き、たんぱく質を一日に「1g/kg体重」以上をとることを目標にするといいでしょう（体重五五キログラムなら五五グラムのたんぱく質の摂取を目標とする）。

食品に含まれるたんぱく質の量は概ね肉や魚の総量の約二割と覚えておくとよく、二〇〇グラムのステーキなら、四〇グラムのたんぱく質がとれると考えられます。一日五五グラムをとろうと考えるときは、鶏卵（一個に約一〇グラムのたんぱく質を含む）、牛乳一八〇ミリリットル（約六グラム含）をプラスするととれる計算です。

なお、高齢の人が低栄養になってしまう原因は人により、複合的であることが考えられ、次のようなことがあげられます。

＊加齢によって一部の栄養素の吸収率が低下する
＊加齢によって体の中で栄養を合成する力が低下する場合がある
＊加齢や運動不足により高カロリーの食事が苦手になる（あっさりした食事に偏る）
＊栄養不良により味覚障害が起き、食欲が低下し、食事量が減る
＊持病により異常なエネルギー消費が行われ、摂取量に見合わない
＊身体機能を維持するためのリハビリ等によるエネルギー消費が大きく、摂取量に見合わない
＊認知症やうつ病などのため適切な食事がとれない
＊さまざまな理由により、食事のための買い物や食事の支度ができない
＊食費を節約していて十分な栄養がとれない

また、「平成二九年国民健康・栄養調査結果の概要」では、高齢者の噛む力と低栄養の相関、高齢者の外出と低栄養の相関も調べられています。

歯・口腔の健康に関する状況

かんで食べるときの状態別、低栄養傾向の者（BMI ≦ 20kg/m²）の割合
（65歳以上、性・年齢階級別）

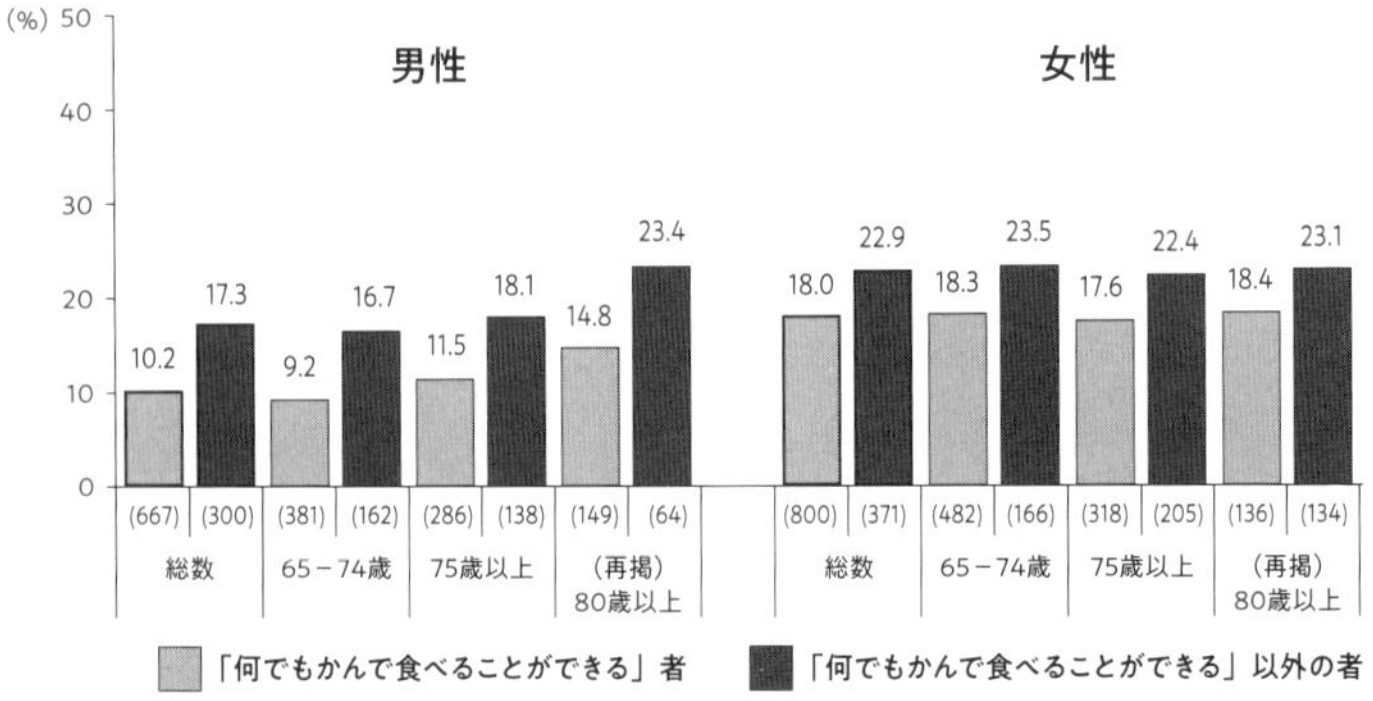

※「何でもかんで食べることができる」以外の者は、かんで食べるときの状態について、「一部かめない食べ物がある」、「かめない食べ物が多い」又は「かんで食べることはできない」と回答した者。

生活の様子

週に１回以上の外出の有無別、低栄養傾向の者（BMI ≦ 20kg/m²）の割合
（65歳以上、性・年齢階級別）

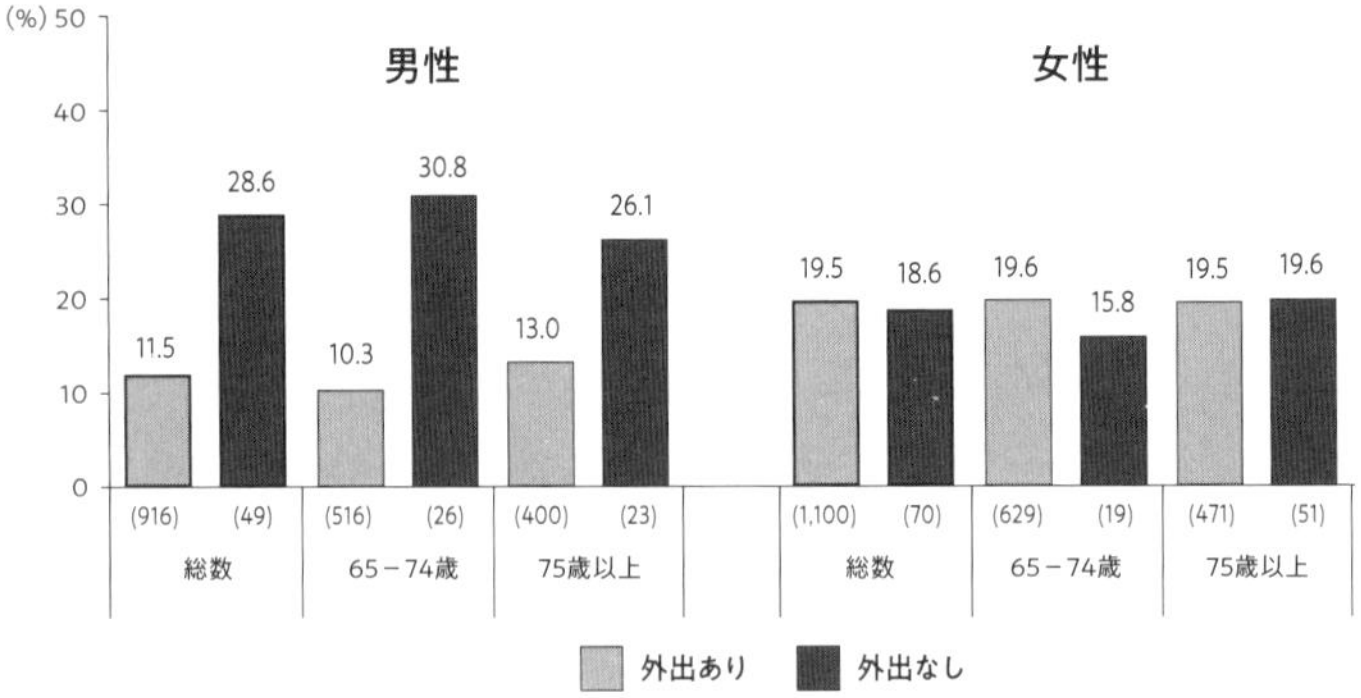

※「外出あり」は、「週に１回以上は外出していますか」に「はい」と回答した者、「外出なし」は、同問に「いいえ」と回答した者。

「平成29年国民健康・栄養調査結果の概要」（厚生労働省）より

何でも嚙んで食べることができる高齢者はそれ以外の高齢者より低栄養の人が少なく（男女とも）、週に一度以上の外出をしている高齢者はしていない高齢者より低栄養の人が明らかに少ない（男性のみ）のです。

私たちの暮らしには、冠婚葬祭の機会や、旅行などで「会食」することを大事にする文化が根づいていますから、食べられない食べ物が増えれば人と会う（外出する）機会が減り、会食の楽しみが失われてしまうと、食事が偏ることも起こりやすいでしょう。そして食べやすい食べ物ばかり食べていると、嚙む力が弱り、ますます食べられない品が増えてしまうという、栄養悪化の悪循環が起こりかねません。

Base 1のチェック項目j、kによって、そのことが確認できると思います。

負の連鎖を引き起こさないために

先に紹介したフレイル・サイクルも、栄養悪化の悪循環も「負の連鎖」であり、こうした連鎖を起こさないことが中高年以降のＤＩＹ健康づくりのめざすところです。

低栄養ややせの解消を考えるときには、十分な栄養がとれる食生活をめざすと同時に、口腔ケアやソーシャルフレイル対策、また、ふさわしい食事の調達手段などについても配慮が必要になります。

自分または家族だけで対処することが難しい場合は、各自治体の地域包括支援センターなどに相談し、福祉専門職の支援を得ましょう。

「高齢になったら、あまり活動しないから粗食でいい」は誤解ですし、高齢者には「やせているほうが病気にならない」は必ずしも当てはまりません。

確かに糖尿病や動脈硬化性疾患などの発症率は太っている人のほうが高いですが、**病気になったときに生き残る確率は、〝ぽっちゃり〟などといわれる程度のふくよかな人のほうが高くなります。**

左頁のグラフは六五歳以上と未満に分け、肥満度別に見た死亡率を示すもので、糖尿病の人は六五歳以上も未満も、肥満の人たちに比べてやせている人たちの死亡率が高いことが分かります。一方、糖尿病ではないグループでも、六五歳以上になると肥満の人たちよりもやせている人たちのほうが、死亡率が高くなっています。

現代は、入院するような大病やケガの治療を行う場合、併行して栄養ケアも行われます。病気やケガによっては侵襲（病気やケガ、もしくはその治療により急激に栄養障害などが起きること）が大きいこともあり、栄養不良により病気やケガの回復を妨げることがあります。

病気になる前、入院前の栄養状態がわるいと、入院後、死亡につながってしまうリスクが上がるので、**健康なときに低栄養を改善しておくことが重要**です。

なお、六五歳までは「過栄養」、六五歳からは「低栄養」の栄養管理を原則としたのです

肥満度別に見た死亡の危険率

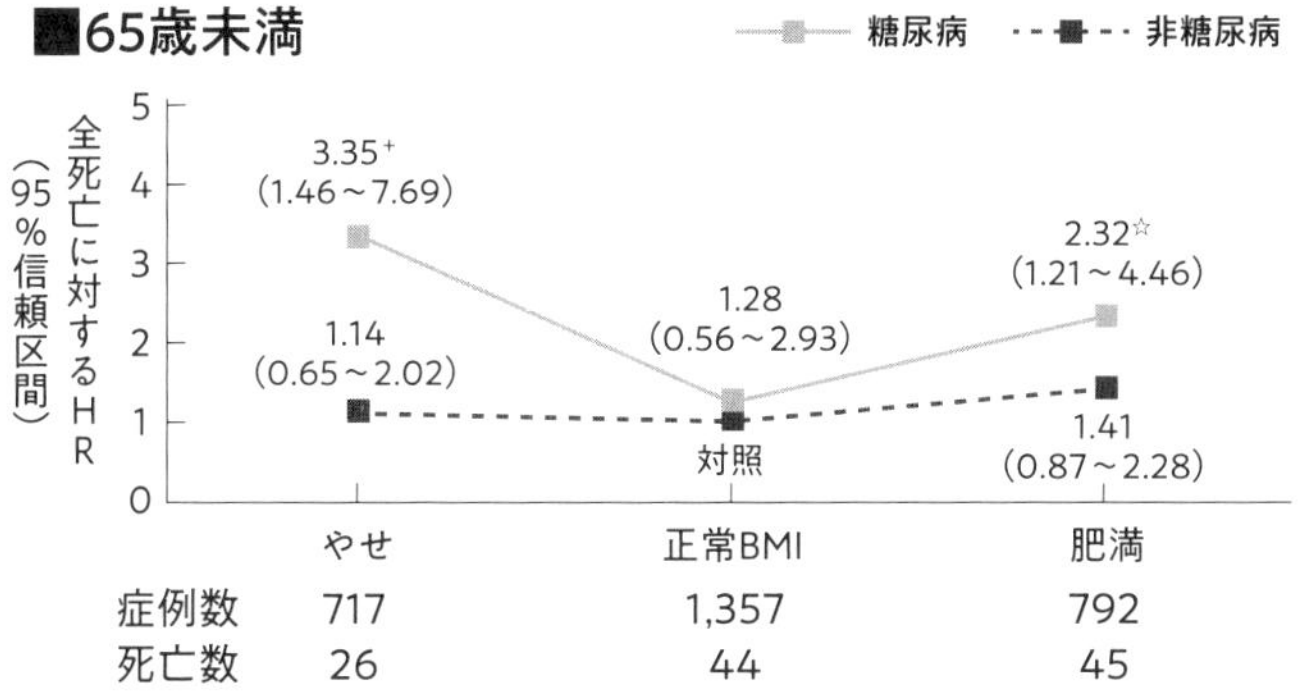

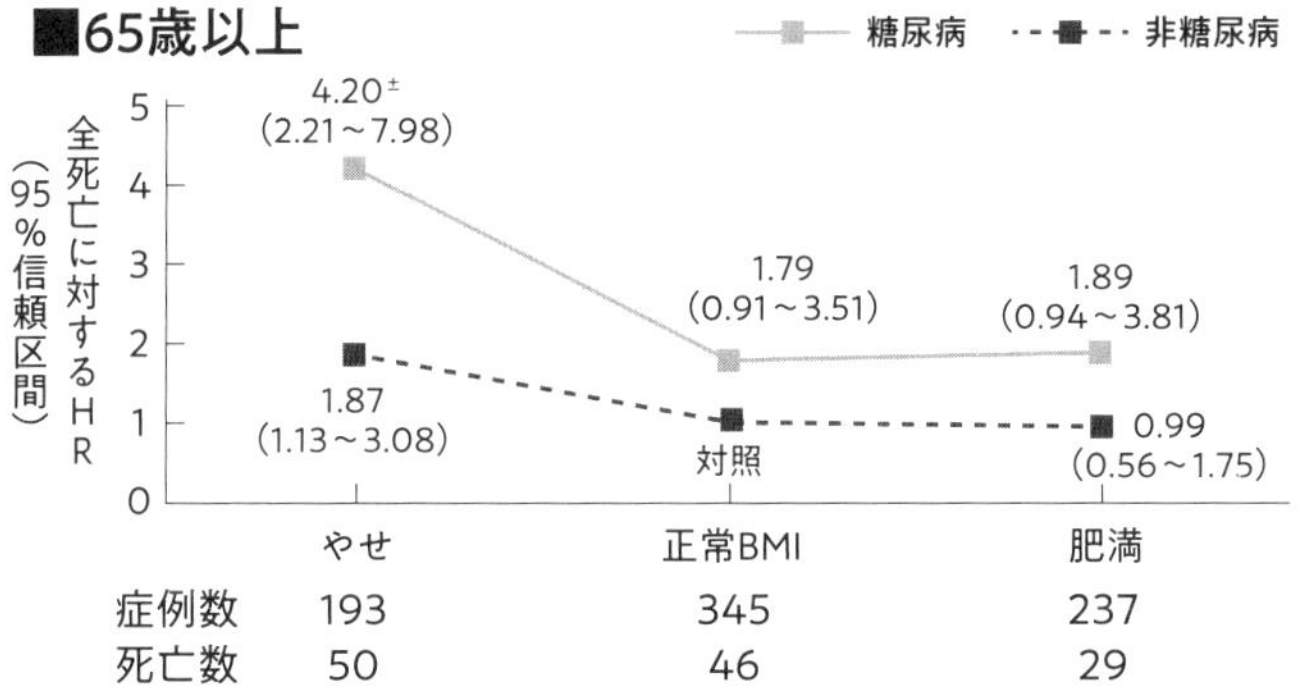

※性別、喫煙の有無、収縮期血圧、心筋梗塞・脳卒中・がんの既往で調整後の解析結果
☆P＜0.05、＋P＜0.01、±P＜0.001

※対照群は正常ＢＭＩの糖尿病でない人

※BMI値（ボディマス指数）……体重と身長の肥満度指数
体重（kg）÷{身長（m）×身長（m）}であらわされる。標準は22

出典：『ダイアビーティス・ケア　オンライン版』（2012年）より

が、一部例外があります。「平成二九年国民健康・栄養調査結果の概要」では、二〇～五〇歳代の女性で低栄養状態にある人（BMI18・5未満）の割合が、いずれの年齢階級も一〇パーセントを超えていると報告されているためです。

とくに二〇歳代では二一・七パーセントとなっていることが問題視されています。国が進めている健康づくり政策「健康日本21（第二次）」では、若年女性の低栄養（やせ）は骨量減少、低出生体重児出産のリスクなどとの関連があると示されており、誤ったダイエット信奉や偏食に警鐘が鳴らされています。

必要な食事をとらずに低栄養状態となるのは、「やせ」というより、「やつれ」というほうが正確なのかもしれません。

ぜひ、若々しいエネルギーに満ちた、美しい体をつくるために、何をどう食べるか「**プラスの健康デザイン**」をしていただきたいと願います。低栄養状態からの回復には、医師や管理栄養士の支援が必要なことも多いので、なるべく早期に適切な医療にアクセスできるよう、当人が自ら行動できない場合は、周囲の人の配慮が重要となります。

とり過ぎ注意のＤＩＹ

健康維持や病気の予防・重症化予防をめざしてＤＩＹ食生活改善に取り組むとき、とくにとり過ぎに気をつけたいものとしては食事中の脂肪分、食塩があげられます。

※脂肪エネルギー比率を下げる

食事中の脂肪分とは、脂質のことで、人の体にとって効率のいいエネルギー源となる中性脂肪や、細胞やホルモンの材料になるステロール類（多くがコレステロール）などの総称です。

脂質は三大栄養素のひとつで、欠かせない栄養素ではあるのですが、とり過ぎると肥満や脂質異常症、全身の健康障害につながります。

とくに乳製品、肉などの動物性脂肪や、ココナッツ油、やし油など熱帯植物の油脂に多く含まれる「**飽和脂肪酸**」というタイプは、過剰摂取によって健康被害をまねくことが多いため、気をつけたいもの。飽和脂肪酸の摂取量と血中総コレステロール濃度は正の相関があり、昨今は適正体重や、やせている人でもコレステロール高値になる人が多いため、健康診断（人間ドック）でコレステロールの値が高めと出たら、食事からとる飽和脂肪酸を減らす工夫が必要です。

一方、植物性の脂質や魚類に含まれる「**不飽和脂肪酸**（体に必要で、体内で合成できない必須脂肪酸を含む）」は表のn-9系・n-6系、n-3系の3タイプがあり、健康づくりに役立つはたらきもあるので、いろいろな食品から偏りなくとりましょう。

ただし、不飽和脂肪酸の中の「**トランス脂肪酸**」のうち、工業由来のもの（水素添加した油

不飽和脂肪酸

一価不飽和脂肪酸	・体内で作ることができる ・炭素の二重結合が1つある	n-9系（オレイン酸など） オリーブオイル、べに花油、なたね油、落花生油など
多価不飽和脂肪酸	・体内で作れない ・炭素の二重結合が2つ以上ある	n-6系（リノール酸、アラキドン酸など） コーン油、大豆油、綿実油、グレープシードオイルなど n-3系（α-リノレン酸、EPA、DHAなど） えごま油、あまに油、青魚の魚油など

脂に含まれる）が健康に悪影響を及ぼす可能性が広く示されています。

工業由来のトランス脂肪酸は、不飽和脂肪酸（液状油）を飽和脂肪酸（固形油）に変えるときに副産物として生じます。水素添加した油脂が材料となったマーガリン、ファットスプレッド、ショートニング、またそれらを原材料に使ったパン、ケーキ、ドーナツなどの洋菓子、揚げ物などに、トランス脂肪酸が含まれているので、過剰摂取に注意しましょう。

トランス脂肪酸の過剰摂取は動脈硬化性疾患の危険因子のひとつになるとされているのですが、調査研究のほとんどが「脂質をとる量が多く、その結果としてトランス脂肪酸をとる量が多い欧米の人」を対象としたもので、従来、脂質をとる量が比較的少なかった日本人の場合にも同じ影響があるのかはまだ明らかではありません。

しかし、世界保健機関（WHO）をはじめ、アメリカ合衆国などいくつかの国では、トランス脂肪酸の摂取量を総エネルギー摂取量の一パーセント未満に留めることを推奨していて、「日本人の摂取基準」二〇二〇年の改正に当たってはこれを参考に、日本人においてもトランス脂肪酸の摂取量は一パーセントエネルギー未満（それも、できるだけ低く留めること）が望ましいとしました。

総エネルギー摂取量のうち、脂質からとるエネルギーの割合を「脂肪エネルギー比率」と呼びますが、これが高いと飽和脂肪酸やトランス脂肪酸のとりすぎにつながり、健康被害の可能性が高くなるといえます。

平成二八年国民健康・栄養調査によると脂肪エネルギー比率が目標量の三〇パーセント未満を超えているのは成人男性の約三割、成人女性の約四割を占めます。そのような人は脂肪エネルギー比率を目標量に下げることが重要な健康課題です。それにはスマートフォンで利用できるアプリなどを利用して自分が食べている脂質のボリュームを可視化し、控える努力が必要でしょう。

※減塩習慣化を

「日本人の摂取基準」二〇二〇年の改正では、高血圧や慢性腎臓病の予防、重症化予防をめざす食塩摂取の目標量が引き下げられることになりました。

食塩をとり過ぎると高血圧や、高血圧がまねく慢性腎臓病、動脈硬化性疾患につながり、逆に「**減塩**」を習慣にすることが健康づくりに欠かせないと知られているので、日本人の食塩摂取量は減少傾向なのですが、それでも世界保健機関（WHO）や諸外国などの推奨量などより大幅にゆるい現在の目標量（男性八グラム／日未満、女性七グラム／日未満）を達成できていません。

二〇二〇年改正では日本を始め各国の高血圧診療ガイドライン等を考慮して、高血圧の予防、治療のために六グラム／日未満の食塩摂取量が望ましいと考えられ、できるだけこの値に近づくことを目標に引き下げが決まりました。

高血圧になる原因は食塩のとり過ぎだけではないですが、ぜひDIYで予防的に取り組みたい生活習慣改善のひとつが減塩です。現在、高血圧ではない人も「うす味に慣れる」を意識して、習慣化していきましょう。

ただし高齢で、食欲低下がある人が極端な減塩にチャレンジするとエネルギーやたんぱく質など多くの栄養素の摂取量の低下をまねき、フレイルにつながる危険がありますので、十分に

塩分量の目安

食品または料理	塩分量（g）（目安）
醤油ラーメン（１人前）	7
かけそば（１人前）	5
もりそば（１人前）	3
あさりの味噌汁（１杯）	2.5
明太子おにぎり（１個）	2
食パン（８枚切り１枚）	0.6

食べながらできる範囲で減塩を心がけていきましょう。

【食塩相当量の目標値】
男性　七・五グラム／日未満
女性　六・五グラム／日未満

＊高血圧及び慢性腎臓病（ＣＫＤ）の重症化予防の人は男女とも六グラム／日未満

Base 2……運動

[DIYチェック項目]

a：毎日、次の表に示される程度は歩いているか

年齢　健康日本21（第二次）で目標とされている歩数

年齢	健康日本21（第二次）で目標とされている歩数
六四歳未満の成人	男性　九〇〇〇歩 女性　八五〇〇歩
六五歳以上	男性　七〇〇〇歩 女性　六〇〇〇歩

b：次のような「身体活動」をしているか

＊一八歳以上、六四歳未満の人

普通に歩く、またはそれと同等以上に体を動かす時間がほぼ毎日、計六〇分以上ある（運動強度は3メッツ以上）

＊六五歳以上の人

ペットの散歩やガーデニング、買い物など何でもいいので、体を動かす時間がほぼ毎日、計四〇分以上ある（運動強度は問わない）

c：〈年齢が一八歳以上六四歳未満の人のみ〉
息が弾み、汗をかく程度の「運動」を毎週六〇分はしているか
（運動強度は3メッツ以上　三〇分×二回もOK）

d：〈年齢が六五歳以上の人のみ〉
運動習慣（三〇分以上の運動を週二回）がある

身体活動・運動強度の目安となるメッツ表

生活活動	メッツ
普通歩行	3
掃除機をかける	3.3
自転車に乗る	4
かなり速歩	5

運動	メッツ
自宅内で軽・中等度の体操をする	3.5
ヨガ、ラジオ体操第1	4
ゆっくり平泳ぎ	5.3
ゆっくりジョギング	6

メッツとは身体活動・運動を行ったときに安静状態の何倍の代謝をしているか、その強度を表すものです。身体活動や運動による消費カロリーは、次の公式にあてはめれば比較的正確に求めることができます。

消費エネルギー（kcal）＝メッツ × 実施時間（時間）× 体重（kg）× 1.05

運動について知っておきたいこと

食後の一五〇〇歩から始めよう

健康づくりのために体を動かすことが大事だということは、多くの人に認識されていると思いますが、実行できているかは疑問です。

厚生労働省も「身体活動や運動の重要性を認識し意欲的な者は増えたが、実際の行動に移すことができていない」として、一日約一〇分の身体活動をプラスすることを推奨しています。

週三〇分×二回の運動習慣がある人は、六〇歳以上では増えていました（約四割に運動習慣あり）。しかし六〇歳未満の就労世代では七～八割に運動習慣がないことも確認されたのです。

健康づくりのための運動は、安静にしている状態よりも多くのエネルギーを消費するすべての動きを指す「身体活動」と、身体活動のうちスポーツやフィットネスなど能動的な健康づくりを目的として計画的・意図的に行う「運動」の両方が必要です。

多くの人の身体活動（運動）不足の実態が明らかとなって、「健康日本21（第二次）」では、年齢・性別にかかわらず約一五〇〇歩の歩数増（＝一日約一五分の身体活動の増加）が目標に設定されました。

また厚生労働省より「健康づくりのための身体活動基準」も示され、身体活動と運動について、それぞれ基準が示されています。

こうした数値は、疫学研究に基づいているので、実効のあるＤＩＹを行うために大いに活用したいものです。たとえば一日一五〇〇歩の歩数増については「ＮＣＤｓ発症及び死亡リスクの約〇・二割減に相当し、血圧一・五mmHg減少につながる」と根拠が示されています。

ぜひ、すべての項目に「はい」と答えられる生活を保ちましょう。

ＮＣＤｓとは、国際疾病分類をつくっている世界保健機関（ＷＨＯ）の定義で、生活習慣の改善により予防可能な疾患を「**非感染性疾患**（ＮＣＤｓ：Non-Communicable Diseases）」としているもので、動脈硬化性疾患やがん、糖尿病などをまとめて指しています。

世界的に身体活動（運動）不足はＮＣＤｓ発症の危険因子として認識され、日本における研究[＊4]では、身体活動・運動が不足していることはＮＣＤｓによる死亡の危険因子の三位に当たると示唆されました（一位：喫煙、二位：高血圧）。

また国立がん研究センターによる多目的コホート研究[＊5]では、身体活動の種類に関係なく、全体的によく動いている人は「寿命前に死亡するリスク」と「がんにかかるリスク」の低下が認められています。さらに高齢の人の場合、身体活動（運動）不足は認知機能や運動機能など、健康な社会生活を営むために欠かせない機能低下との関係も明らかです[＊6]。

一五〇〇歩というのは、約一五分で歩けるとされる歩数ですから、それほど高いハードルではありません。

「Mechanism 2　糖化」（二四二頁を参照）で詳しくご紹介しますが、老化を加速する「糖化ストレス」を防ぐＤＩＹの一手として「**食後に約一五分のウォーキング**」があるので、ぜひ読者の皆さんには「食後の一五〇〇歩増」を意識していただきたいと思います。

毎食後というわけにはいかなくても、一日二回、「食後一五〇〇歩」を実行できたら、チェックa、bのクリアはさほど難しくはないでしょう。

運動習慣は仲間とつくる

一方、課題となることが多いのは、チェックc（またはd）でしょうか。

「健康日本21」で、就労世代の七〜八割、六〇歳以上の六割の人が運動習慣をもっていないのです。これは幾度かの挫折を経て、棚上げ問題になっているかもしれません。

しかし、運動不足解消&運動習慣づくりを実現したとき、心と体にもたらされるメリットはとても大きいので、天気のいい日や季節の変わり目などに気分を変えて、また体を動かしましょう。

運動する気にならない日も、動ける用意だけはして練習場に足を運び、仲間と喋ったり、練習場を整えたり、仲間のプレーを見学したりして、スポーツコミュニティで過ごしましょう。気ままに過ごしているうちに、いくらか体を動かすこともできるはずで、気分転換にもなるでしょう。

若い頃から何につけ一人で黙々とするのが好きな人は、無理をしてまでコミュニティに加わることはないですが、退職や子離れなどを機に一人で過ごすことが増えた人は、ぜひ積極的に自分に合うスポーツコミュニティを見つけてみませんか。それは**全身のフレイル予防に**つながります。

予防のためのコミュニティづくりは中年時代に始めても早過ぎることはありません。とくにスポーツコミュニティは三〇代以降、仲間とともに年齢を重ねていけると、生涯を通じて楽しめる「いい居場所」になります（フレイルについては一七〇頁、「更年期以降、気をつけたい『フレイル』」を参照）。

ただし、何らかの生活習慣病などで治療を受けている場合や、身体機能のリハビリ中の人は、必ず主治医に適切な運動についてアドバイスをもらい、その範囲で実施してください。

とくに高齢の人が身体活動や運動を増やすときは、消費エネルギー（カロリー）が増えた分も過不足なく栄養をとるように心がけなければ、低栄養をまねき、健康のための運動が、健康障害の原因になってしまいますので気をつけましょう。

まず今日、一〇分歩く。明日疲れたら休んで、次の日に歩く。歩く時間が確保できない場合は、座る時間を少なくしましょう。

軽度な身体活動で座っている時間を置き換えると死亡率は一四パーセント低下、中・高度の身体活動で置き換えると、死亡率は四五パーセント低下することが確認されています。

〝三日坊主〟をくり返す気持ちで今日から始めませんか？

Base 3……休養

【DIYチェック項目】

a：毎日、平均七時間程度の睡眠がとれていて、睡眠に問題はない。
b：ストレスとはうまくつき合えていると思う。
c：ストレス対策として自分流のいくつかの方法がある。

休養について知っておきたいこと

まずは良質な睡眠を確保

休養とは、その文字が示す通り「休む」、「養う」という二つの機能がどちらも十分とれることを指し、心身の疲労を癒し、気力・体力を回復させ、健康を維持するために欠かせないものです。

〝休む〟は安静や睡眠などと分かりやすいですが、〝養う〟とは何か、イメージできるでしょうか？　それは、主体的に身体的・精神的・社会的な機能を高め、健康の潜在能力をアップして、より健康になっていくこと。ぜひ読者の皆さんには自分らしく十分な休養を得て、豊かな人生の土台を保っていただきたいと願います。

その休養の基本は過不足のない「**睡眠**」と、意識的な「**ストレス対策**」になります。

睡眠は体と脳（心）にとって欠かせない休養です。眠っている間、無意識のうちに、細胞のメンテナンスや記憶の取捨選択など、健康維持に欠かせないメカニズムがはたらいて、翌日に活動する活力が養われます。

夜間に六～七時間程度の連続した睡眠を確保しましょう（詳しくは、六一頁、「よく眠れない」の項目を参照）。

ストレスケアは大人のたしなみ

社会生活を送っている中では、何らかのストレスは避けられませんが、ストレスとは必ずしもわるいものではなく、度を超えなければ私たちの意欲を増長し、パフォーマンスの向上にもつながりますので、ＤＩＹでうまくつき合っていくのが賢明です。

とくに働く人のストレスケアは企業や社会の重要な課題でもあります。「労働安全衛生法」という法律が改正され、従業員が五〇人以上いる事業所では二〇一五年一二月から年に一度、全従業員に対して「ストレスチェック」を実施することが義務化されました。しかし、すべての人のストレスに注意が払われているとはいえず、試行錯誤中の企業も少なくないでしょう。

精神医学的にストレスとは「ウィークデーはためにためて、週末に解消」というわけにはいかない性質があるとされています。つまり日々、対処が必要なのです。ストレスへの対処（ストレス・コーピング）は短時間でいいので、脳をリフレッシュさせる時間を心がけましょう。

とくに手先を動かして、集中する作業が向いています。

退屈することが苦手な脳は、興味のないテレビ番組をぼーっと見ているような状況ではかえってストレスになることもあるとされているので、ぜひ脳が喜ぶようなストレス・コーピングを考えましょう。

たとえば料理や手芸、ものづくりＤＩＹ、楽器の演奏、洗車など、つい一瞬、夢中になるような作業を気ままにやるとリフレッシュになります。数分でも毎日、その日に気が向くことを楽しんでみてください。

過重労働などを原因とする疾患や精神障害による労災認定件数が高水準で推移するといった社会背景から働き方改革が進む昨今、国は週労働時間六〇時間以上の雇用者を減らすことを国民の健康づくりのための休養改善施策として進めています。

長時間労働に従事する人は、週労働時間が四〇時間以下の人と比べて急性心筋梗塞や糖尿病などの病気になるリスクが高いという研究もあるので［*7］、就労世代の人はＤＩＹの一端で「自分の週労働時間」を把握し、過重労働、ストレス過多にならないように心がけることを忘れてはいけません。自分の身を守れるのは、自分だけです。

Mechanism 1……酸化

酸化・糖化・炎症を考える——共通チェックシート

［DIYチェック項目］質問には「はい／いいえ」で答えてください。

共通：健康診断（人間ドック）で行った血糖値、血圧、コレストロール値などの値に変化がなく、再検査や治療の必要を告げられていない

1：メタボリックシンドロームではない

2：お酒を飲むのは週三日以内だ

3：屋外で紫外線を浴びる機会が少ない

4：激しい運動を時々行っている

5：喫煙（受動喫煙）はしない

6：ストレスがないわけではないが、解消できていると思う

7：ここ数週間の間、整った食生活をおくっている

8：炭水化物（ごはん、パン、麺類など）を食べ過ぎてはいない

9：甘いもの、デザート、清涼飲料水をとり過ぎてはいない
10：食後に必ず眠くなったりはしない
11：ベジタブル・ファースト や低ＧＩ食品の活用など食べ方に配慮した食生活をしている
12：どちらかといえば実年齢より若く見られる
13：予防的に歯科へ通院している
14：歯周病、ドライマウスなど口腔の病気はなく、口腔ケアに気をつけている
15：肉より魚が好きで、食べる回数も多い
16：慢性的なアレルギー疾患ではない
17：喘息と診断を受けたことはない
18：関節リウマチや1型糖尿病など自己免疫疾患の診断を受けたことはない

共通：酸化・糖化・炎症すべてに関連する項目
1〜6：とくに酸化に関連する項目
7〜12：とくに糖化に関連する項目
13〜18：とくに炎症に関連する項目

※いずれも、質問に対する答えが「はい」が多ければ問題が少ないと言える

酸化について知っておきたいこと

抗酸化力∧酸化力　→酸化ストレス

生活習慣を改善して、アンチエイジング（抗老化）の考え方が広まったとき、老化の原因としていち早く知れ渡ったのが「**酸化**」「**抗酸化**」でした。

酸化は、後にご紹介する「糖化」「炎症」とも関係して人の老化に関わるメカニズムであることに変わりはありません。基本的な知識をおさらいして、なるべくその被害を受けない生活のＤＩＹを続けましょう。

呼吸によって体に取り込んだ酸素の一部は、体内で酸化力の強い「活性酸素」に変化します。この活性酸素は、免疫機能によって異物から体を守るときに利用されるなど、健康・生命を保つために欠かせないものなのですが、その一方で、健康な細胞の脂質、たんぱく質、糖質、ＤＮＡなどとも反応し、ダメージを与えることが体内で起こる酸化です。

一方人の体には活性酸素の害を受けないよう抗酸化作用がそなわっています。抗酸化酵素や、たんぱく質、尿酸などが防御系機能をはたらかせ、多くの活性酸素を消去します。さらに体の外から、食べ物などを通じて抗酸化物質を取り入れることもできるので、本来なら必要な「**抗酸化力**」はあるのですが、この抗酸化力を上回る酸化が生じると、「**酸化ストレス**」

酸化のメカニズム

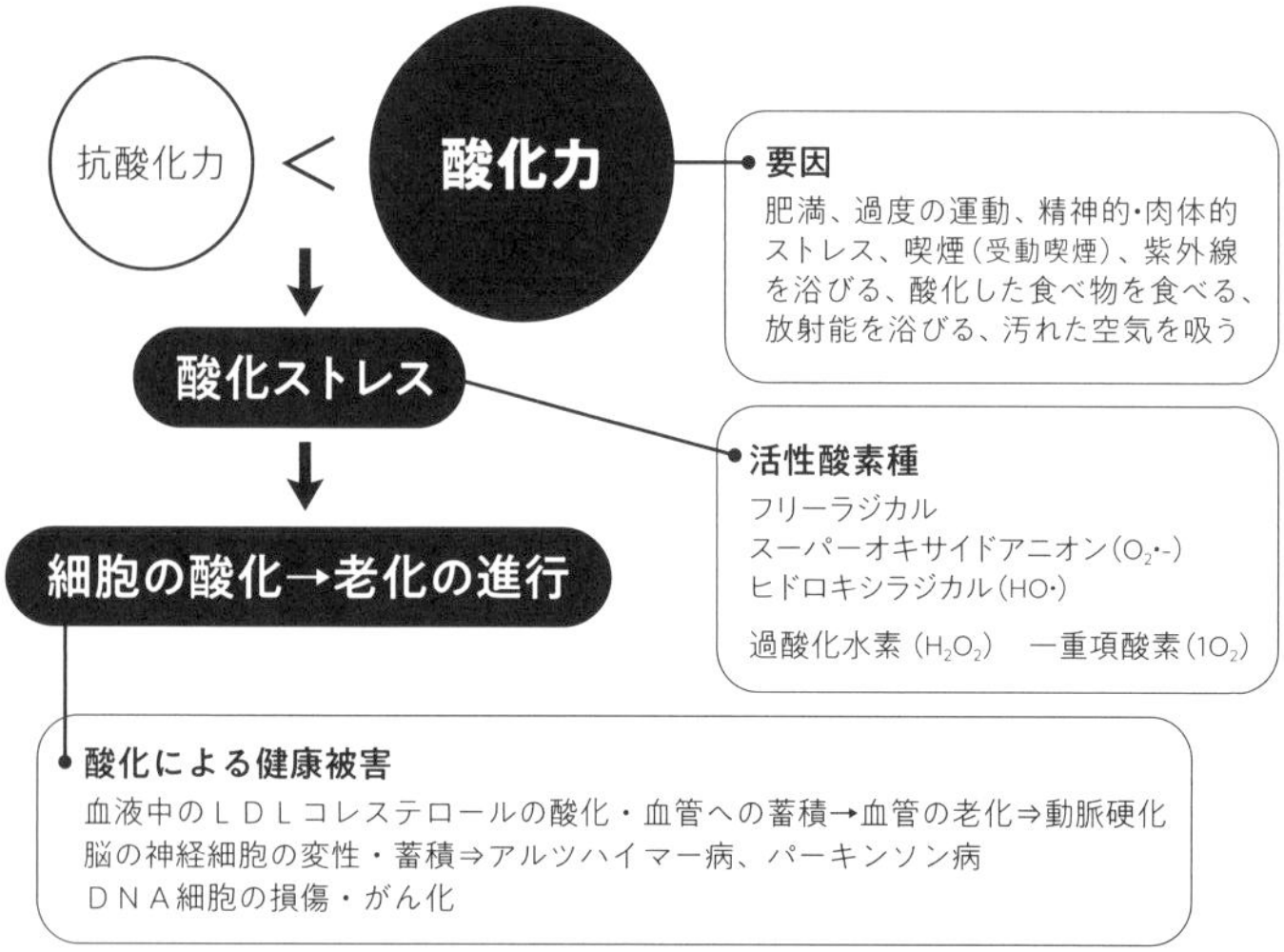

となって全身のあらゆる細胞、機能に影響し、老化とともに病気の発症や重症化をまねく原因となります（二五五頁、「Mechanism 3 炎症」を参照）。

こうした酸化ストレスをはじめ老化のメカニズムは人が自覚しにくく、ボクシングのボディブローのように徐々にダメージを与えますので、健康なときから意識的に対処していくことが大切です。

酸化ストレスは次のような生活習慣や環境によって引き起こされたり、増悪したりするので、なるべくこれらを遠ざけ、同時に、避けがたい酸化ストレス要因に負けないために抗酸化力を高める工夫をしましょう。

また現代は血液中の抗酸化物質の濃度や活性酸素の障害の程度などが測定できる時代です。

私たちが行っている「プレミアムドック」や「抗加齢ドック」もそのひとつ。こうした検査によってまず自分の状態を科学的に把握し、主治医とともに自分にふさわしく、実効のあるＤＩＹを組み立てるのもいいでしょう。

【酸化ストレスを高める要因】

肥満、過度の運動、精神的・肉体的ストレス、喫煙（受動喫煙）、紫外線を浴びる、酸化した食べ物を食べる、放射能を浴びる、汚れた空気を吸う

抗酸化力を高める食生活を

抗酸化力を高めるには、能動的なＤＩＹ健康づくり＆健康づくりで心身の健やかさを大切にした生活を送ることが基本となりますが、食べ物などを通じて抗酸化物質を取り入れることができるので、ここではその視点でのＤＩＹポイントをおさえておきましょう。

抗酸化物質を十分に取り入れたいなら、ビタミンやミネラルとともに、ポリフェノールやカロテノイドなどで知られる**生理機能成分**（ファイトケミカル）をしっかりとることが必要です。

その基本はずばり、みずみずしい野菜や果物を食べること。

「それならばもう十分、心がけて食べている」という人も増えていると思うのですが、「平成二九年国民健康・栄養調査結果の概要」では約七割の人が野菜不足で、この数字は一〇年でほとんど増減がないと報告されています。

つまり野菜不足にならないように気をつけていても五〇～一〇〇g程度、足りない人が多いと考えられるので、〝生野菜一皿増〟や〝緑黄色野菜ジュース一杯増〟など、具体的にプラスαを考えてみましょう。

そして食事の質をより豊かにするには、量だけでなく、品目数にも気を配るとよく、いろいろな種類の野菜や果物を偏りなく食べるのがコツです。ほうれん草、ケール、芽キャベツ、ブロッコリー、とうもろこし、たまねぎ、にんにく、レーズン、ブルーベリー、プルーンなどは抗酸化力が高い野菜や果物で、ほかに抗酸化物質のビタミンA・C・Eが豊富な緑黄色野菜、柑橘類、ナッツ類など、多様に食べましょう。さらにマルチビタミンなどバランスのいいサプリメントなどを活用しても良いでしょう。

また「Base1 栄養」の項でも紹介した通り、噛む力が弱るとどうしてもよく噛んで食べる必要がある野菜や果物を避けることが多くなってしまうので、抗酸化物質であるビタミンやミネラル、生理機能成分などが不足することが増えてしまいます。

定期的に口腔ケアと歯科治療を受けるなどして、食べる総合力を低下させないことも、心にとどめておきましょう（二〇四頁、「Base1　栄養」ならびに一七〇頁、「更年期以降、気をつけたい

『フレイル』」を参照）。

ストレス・コーピング

肉体的・精神的にストレスとなっていることそのものを変えられなくても、日々、何らかの対処をしてストレスと上手につき合う、ストレス・コーピングを考えましょう。具体的には「Base3 休養」や「よく眠れない」の項目を参考にしてください。

Mechanism 2……糖化

糖化について知っておきたいこと

AGEsが引き起こす糖化ストレス

酸化ストレスと同様に、人が生きていくうえで避けられないのが「**糖化ストレス**」です。

糖化というのは、糖とたんぱく質が熱によって結びつき、見た目が褐色に変化することで、日常、よく目にしている反応です。

たとえばこんがりキツネ色に焼けたトーストも、北京ダックの皮の飴色も糖化反応の例で、食品を加工するうえではおいしそうな色をつけ、香ばしい風味をつけるために利用されます。調理の世界では〝焼き色をつける〟などとも称されるこの化学反応は、食を五感で楽しむには欠かせない要素のひとつかもしれません。

ところが、この糖化反応が体の中で起こったり、**糖化最終生成物「AGEs（Advanced Glycation End Products）」を多く含んだ食事をすると、健康を害する一因になり、老化を加速する**ことが分かっています。

食事でとった糖質（炭水化物）が血糖（血液中のブドウ糖）となり、体温によって加温されることでたんぱく質と結合。たんぱく質の質を変え、その機能にも影響するのです。最終的にはAGEsを生成し、できてしまったAGEsは体に蓄積して体にさまざまな影響を与えます。これらを総合的に「糖化ストレス」といい、次のような健康被害をまねきます。

糖化ストレスがまねく健康被害

＊糖尿病の発症、重症化

糖尿病は糖を代謝する機能が低下し、血糖値が一定の基準を超えて高い状態となる病気です。糖化ストレスが高い人は糖尿病になりやすく、糖尿病の人は高い血糖値が糖化をより促進することで、合併症を含め重症化につながるリスクが高いといえます。

＊動脈硬化

血液の中のLDLコレステロール（俗に〝悪玉コレステロール〟と呼ばれる）は、酸化や糖化などによって変性し、免疫細胞「マクロファージ」に蓄積して「泡沫細胞」という状態になって血管の壁に蓄積します。これが「アテローム」という粥状の塊を形成して動脈硬化を促進します。この塊自体が血管を閉塞したり、塊の一部がはがれて脳の血管に詰まったりして心血管・脳血管障害が生じます。

✲認知症

ＡＧＥｓの脳での蓄積はアルツハイマー型認知症や脳血管性認知症に関与します。死後解剖で、アルツハイマー型病変によって脳にできる「老人斑」を調べると、ＡＧＥｓが多く確認されるのです。また糖化ストレスによる血管の老化は、脳内の末梢血管をもろくして微小脳梗塞を多発させるなどし、脳血管障害によって脳の神経細胞が減少して起こる認知症（脳血管性認知症）のリスクも高めます。

✲炎症の原因

ＡＧＥｓが蓄積すると「ＲＡＧＥ（Receptor For AGE）」というＡＧＥｓの受容体と結合し、免疫細胞を過剰に活性させます。すると「炎症性サイトカイン」と呼ばれる信号が出て、周囲の細胞に炎症が起こりやすくなります。

✲皮膚の変色

食品の糖化反応で起こる褐色への変色が肌でも起こり、黄ぐすみが進みます。

✲肌の弾力がなくなり、骨がもろくなる

皮膚のコラーゲンたんぱくが糖化すると、弾力（肌のはり）を保つ繊維のバネ構造が変質し、硬化します。コラーゲンたんぱくの糖化は骨でも起こり、骨の質を低下させ、骨粗しょう症のリスクを高めます。

なお、ＡＧＥｓの生成は、糖化だけでなく飲酒や喫煙、脂質の過剰摂取といった生活習慣によっても起こり、糖化反応は酸化ストレスや紫外線によるダメージ、睡眠不足によって加速します（二三五頁、「Mechanism 1　酸化」を参照）。

抗糖化のカギは血糖コントロール

血糖値が下がらない状態を示す糖尿病で糖化ストレスが高まることは、合併症の発症など深刻な問題につながります。健康づくりの糖化ストレス対策も要は血糖コントロール。それは糖尿病の予防に通じます。とくに生活習慣に気をつけて軽減したいのが「**血糖値スパイク**」という現象による「高血糖→糖化の亢進→高血糖（負の連鎖）」です。

食事をとれば誰でも一時的に血糖値が上がりますが、健康であれば血糖値が上がると膵臓

糖化のメカニズム

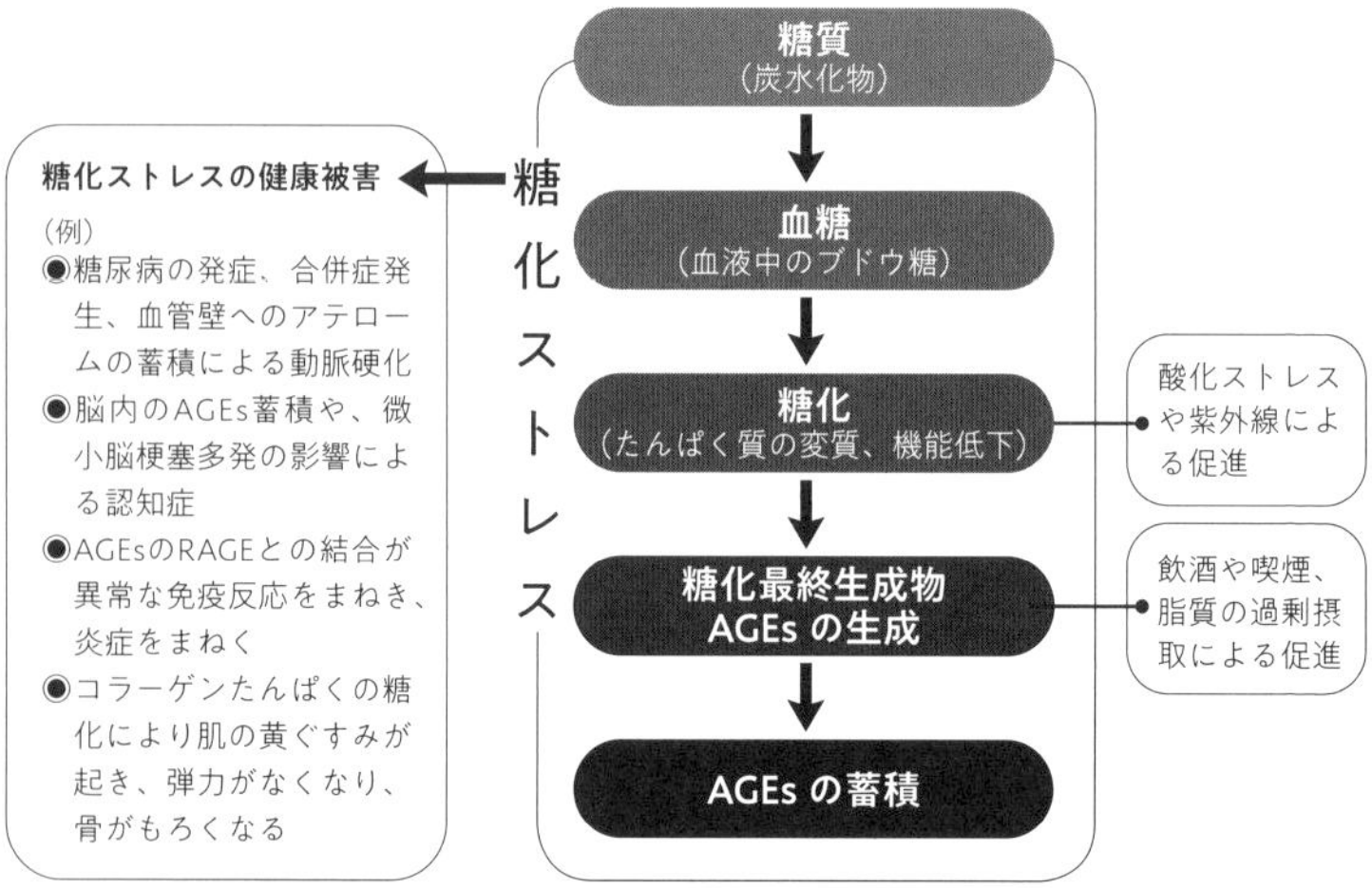

から血糖値を下げるホルモン「インスリン」が分泌され、血液中の糖は細胞にとり込まれて、血糖値が下がります。

つまり、体の中では食事の度に血糖値のアップダウンが起こるわけです。

しかし糖化ストレスが高いと、血糖値スパイクといって、**食後血糖値が著しく高い状態が長続きし、高血糖の負の連鎖を起こす**のです。血糖値スパイクは空腹時血糖値では分かりません。空腹時には異常は見られなくても、異常な食後高血糖が起き、糖化が進みやすい状態である場合があります。

糖化が進んでいる人や、糖尿病リスクの高い人の食後の血糖値を測定すると、二四八頁のグラフの通り明らかに健康な人とは違う血糖値・インスリンの変化が生じるのです。

つまり自分の抗糖化力（＝糖代謝能力）、糖化の進み具合（糖尿病リスク）は食後一時間の血糖値で判断できるといえます。糖尿病になる人は、発症の数年前から食後高血糖が上昇しはじめる人が多いので、食後血糖値の測定が病気の早期発見に有効です。健診では空腹時血糖をチェックするのが一般的で、それが糖尿病の早期発見の盲点になっているともいえます。

食後血糖値を測定しなくても「食後に決まって眠くなる」場合、糖化が進んでいる可能性が高く、大食が習慣になっている場合も、食後血糖値が高い可能性大です。

なお、腕などに専用のセンサーを着け、終日連続で体液中のグルコース値を測り、血糖の日内変動とその傾向を調べるＣＧＭ（Continuous Glucose Monitoring）検査も普及してきました。従来の血糖自己測定よりも多くの情報から血糖コントロールの状態を知ることができる検査法です。

抗糖化の食べ方を習慣に

食事のとり方や、食後の過ごし方に気をつければ、糖化や血糖値スパイクを予防、軽減することができます。

なお昨今、糖質オフが大ブームになっていますが、糖質は体に必要な栄養素のひとつで、**糖質をとらなかったからといって、老化が進まないわけではありませんし、**過剰制限は動脈

糖化が進むと食後血糖値が下がりにくい

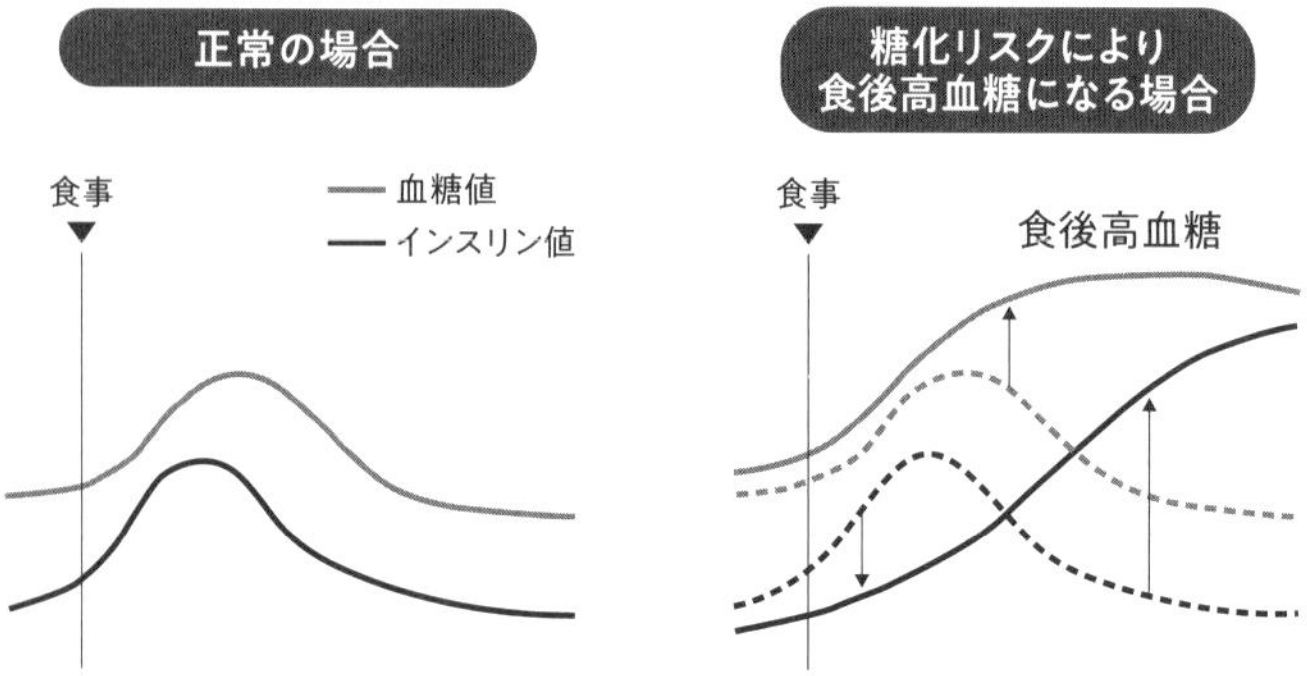

正常の場合、血糖の上昇とともにタイミングよくインスリンが分泌され、血糖値はすぐに正常に戻る。

糖化や糖尿病リスクがある場合、食後に血糖が上昇しても、インスリンがすぐには分泌されない。そのため、食後血糖値があがったまま、しばらくの間下がらない。

硬化のリスクを高めるなど健康被害につながります。糖質を敵視するのではなく、とり過ぎ、とり方に気をつけるのが賢明なDIY食生活改善です。

また、同時に脂質やアルコールのとり過ぎにも気をつけなければ、抗糖化の食べ方とはいえません。糖質をとらず、脂質の多い肉で食欲を満たすような食生活が推奨されている情報もありますが、医学的に問題の多い食べ方です。

糖化を防ぐ食生活の基本は「**高GI**（グリセミック・インデックス、詳細は後述）**・高カロリーの食事を続けない**」こと。「Base1 栄養」でも述べた通り、自分がとっている食事をスマートフォンのアプリなどを利用して記録し、具体的・客観的に把握し、実際にとり過ぎているものは減らし、足りないものを補うようにしましょう。

予防的に考えている人なら、よく食べる高GI（ならびに高カロリー）の好物は三日に一度程度に控えるペース配分を。すでに血糖値高め、糖尿病予備軍など〝黄色信号〟が点滅しているなら、食事記録を基に主治医や管理栄養士から食生活についてアドバイスをもらうことも大切です。

とくに食べ過ぎていたもの、好物を控える際には、ストレスとなって、挫折しないようにゆるやかに減らしていくといった工夫が必要かもしれません。そして次のようなことも同時に気をつけ、習慣にしましょう。

✼規則正しく食べる

間食や夜食なども含め、血糖値を上昇させる機会が多い食生活では、血糖値スパイクが起きやすくなります。食べ過ぎ（量）に気をつけるとともに、回数、時間にも配慮して、なるべく一定に。〝小腹が空いたら、すぐ満たす〟ようなダラダラ食べは血糖値スパイクをまねきます。血糖値が高めの人は、おやつやデザートは毎日、必ず食べるのではなく、特別なときだけに楽しむものにしてみましょう。

✼ 食後高血糖時に体を動かす

血糖値が最も高くなる食後三〇分〜一時間頃に軽い運動をすると、一〜一・五割程度食後血糖値を下げることができ、血糖値スパイクを予防・軽減できます。

食後、ひと息ついたら次の運動を。このメニューなら通勤途中、ランチ（外食）からの帰り道、会社の階段、午後の仕事先への移動、ペットの散歩、夕飯の買い物（家事）など、生活に組み込める程度の運動です。

毎食後は無理でも、「食後一時間に軽い運動を習慣にすれば抗糖化」を覚えておき、できるだけ実行を！

血糖値スパイク予防・軽減運動メニュー

一五分のウォーキング（五分×三回もＯＫ）＋

ハーフスクワット二〇回（階段の昇降、一〜二分でもＯＫ）

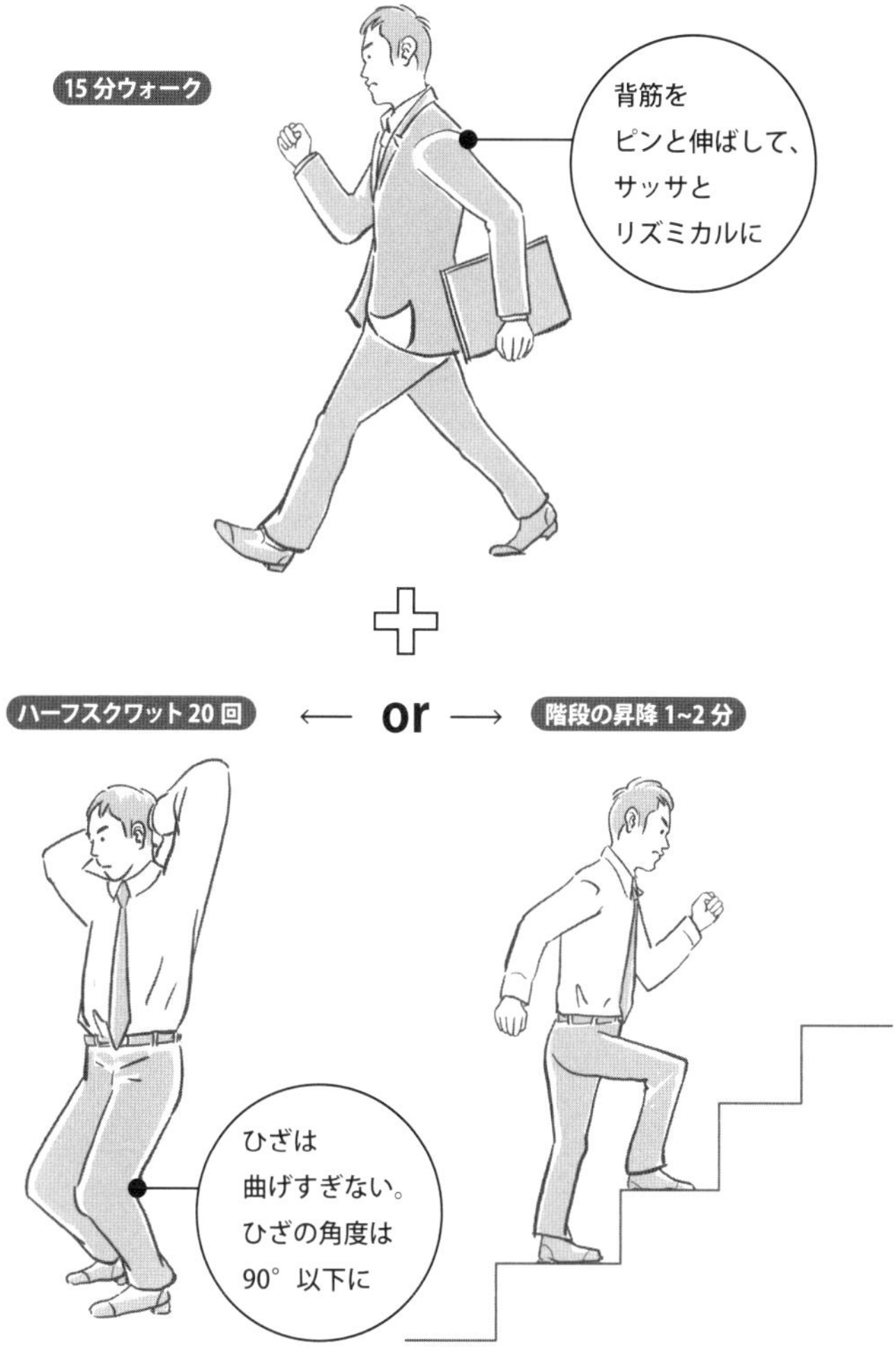
15分ウォーク
背筋を
ピンと伸ばして、
サッサと
リズミカルに
ハーフスクワット20回
or
階段の昇降1~2分
ひざは
曲げすぎない。
ひざの角度は
90°以下に

✻ベジタブル・ファースト

食事をとる際、野菜を先に食べると血糖値の上昇がゆるやかになり、高血糖のピーク値を下げることができます。このことは「**ベジタブル・ファースト**」や「懐石食べ」などと呼ばれて広く知られ、すでに実行している読者の方も少なくないかもしれません。

ベジタブル・ファーストを実行するため、意識的に〝ミニサラダ〟など前菜メニューをプラスしている人が増えているのは、素晴らしい食習慣改革です。とはいえ必ずしも野菜でなくても、その他の副菜や肉や魚も、**炭水化物より先に食べる**ことでベジタブル・ファーストと同様の効果があると報告されています。

そして、ごはんなど炭水化物をすべて最後まで残しておかなくても、食事全体で野菜を含む副菜がしっかりとれれば、血糖値スパイクは抑えられます。

忙しさのあまり、おにぎり、かけうどん、パンといった〝ほぼ糖質だけ〟の食事で済ませてしまわないこと、食事の代わりに菓子や清涼飲料水で空腹感をまぎらわせてしまわないことが重要だということで、毎回の食事を〝バランスよく楽しむ〟ことが抗糖化の食べ方といえます。

✻低GI食品の活用

食品のGI（グリセミック・インデックス）とは、食後の血糖値の上昇スピードを数値化した

GIの目安

	高GI食（80以上）	中GI食（79～50）	低GI食（49以下）
穀類	食パン、フランスパン、精白米、もち、うどん、ロールパン	もち米、クロワッサン、胚芽精米、玄米、玄米フレーク、パスタ（精白）、おかゆ（精白米）、そば	パスタ（全粒粉）、麦、おかゆ（玄米）
野菜	ジャガイモ、ニンジン	カボチャ、ヤマイモ、トウモロコシ、サトイモ、サツマイモ、栗、ぎんなん	サヤインゲン、玉ネギ、トマト、長ネギ、キャベツ、ピーマン、大根、ブロッコリー、ナス、小松菜、キュウリ、レタス、モヤシ、ホウレン草
豆類	グリンピース	そら豆	あずき、大豆、豆腐、納豆、カシューナッツ、アーモンド、ピスタチオ、ピーナッツ
乳製品	練乳、アイスクリーム		生クリーム、チーズ、バター、マーガリン、牛乳、プレーンヨーグルト
果物	完熟バナナ	スイカ、パイナップル、キウイ、ブドウ	メロン、モモ、カキ、リンゴ、サクランボ、レモン、なし、グレープフルーツ、イチゴ、アボカド、パパイヤ
菓子類	氷砂糖、大福もち、ドーナツ、キャラメル、ホットケーキ、ジャム、こしあん、つぶあん	ハチミツ、メープルシロップ、クッキー、みたらしだんご、カステラ、ポップコーン、ポテトチップス、チョコレート	果糖、プリン、ゼリー

『アンチエイジングQ＆A』（久保明監修、医歯薬出版）より

ものです。数値の低い「低ＧＩ食品」ほど血糖値の上昇がゆるやかで、数値の高い「高ＧＩ食品」ほど血糖値を急上昇させます。

ＧＩの目安を示した表で分かる通り、穀物にもＧＩが低いものがあり、野菜にもＧＩが高いものもあります。また、同じパスタでも原材料が全粒粉かどうかでＧＩ値は変わるのです。

抗糖化の食生活では、目安表を頭の隅に置いておき、高ＧＩ食品が重なる、続くことがなるべくないように配慮するといいでしょう。

ただし、糖質のとり過ぎを自覚している人、すでに血糖値高め（糖尿病予備軍）の人は、ぜひ意識的に低ＧＩ食品をとり、血糖値の急上昇を予防しましょう。

Mechanism 3……炎症

炎症について知っておきたいこと

明らかになりつつある慢性炎症と老化の仕組み

細胞レベルでの老化を加速させ、病気の発症や重症化に関わるメカニズムとして、注目を集めているのは「**慢性炎症**」です。先に述べた酸化ストレスや糖化ストレス、そしてDNAの異常などと慢性炎症が相まって全身の健康に悪影響を及ぼす仕組みが盛んに研究され、明らかになってきています。

慢性炎症と関係するとされる病気は、**動脈硬化やメタボリックシンドローム、糖尿病、アルツハイマー病、関節リウマチなどの自己免疫疾患、アレルギー疾患、喘息、COPD（慢性閉塞性肺疾患）、がんなどで、**高齢になって感染症にかかりやすくなることとも、関係すると考えられています。ですから、誰もが決して無縁ではないこの慢性炎症について、解明されていることを知っておきましょう。

※炎症は免疫反応によって起こる

体のどこかに炎症が起こるというのは、何らかのストレスに対する生体防御反応で、健康を守る免疫のはたらきです。

炎症には「急性炎症」と「慢性炎症」の二つがあり、急性炎症は患部が赤くなったり、腫れたり、発熱、痛みを生じるなどの症状が出ますが、慢性炎症はそのような分かりやすい症状を示さないことが多いものの、癒えないで慢性化するもの。とくに細胞レベルの老化の原因として注目を集めているのは、目には見えない部分、血管の内側や、脂肪細胞の中など、体の深部で起こる慢性炎症です。

何らかのストレス（たとえばウイルス感染やがん細胞）があると、免疫細胞のはたらきで異常部位から「炎症性サイトカイン」と呼ばれる信号が出て、そこに免疫細胞が集まり、活性酸素を用いてストレスを攻撃します。

しかし、過剰な免疫反応である慢性炎症ではこの免疫反応に異常が起きています。活性酸素により周囲の組織の破壊が起こり、さらに繰り返される修復作用によって組織の線維化や細胞増殖が異常に進んでしまい、異常のあった臓器の機能障害、病気をまねくのです。

なぜ慢性炎症が起こるのか。それにはいくつかメカニズムが関係します。

✼細胞老化がまねく免疫老化

免疫機能の中枢を担うT細胞は、胸部の中央の前（腹）側にある胸腺という器官でつくられるのですが、この胸腺は加齢とともに萎縮するため、高齢になると新しくつくられるT細胞の量が減ります。すると「**細胞老化**」の状態になり、こうした状態では、免疫機能が劣化して、免疫システムの機能不全が起こります（免疫老化）。

細胞老化が起こった多くの細胞では、発がん促進作用をもつタイプなどさまざまな炎症性サイトカインが出て周囲の組織の炎症を引き起こし、慢性化させる「SASP（Senescence Associated Secretory Phenotype）」という現象が生じ、これによって慢性炎症が起こります。

一方、老化・死亡した細胞を掃除するはたらきをもつ免疫細胞「マクロファージ」も加齢によって機能が低下し、掃除が行き届かなくなります。残されたゴミ（老化したT細胞も含め、老化・死亡した細胞）からSASPによって炎症信号が出続けることも、慢性炎症を増悪させます。

✼DNAの損傷

組織において再生された細胞は、過剰な細胞分裂と酸化ストレスの影響で、DNAに異常が起こりやすくなります。DNAにダメージがあると細胞老化を促す「p53シグナル」が活性化し、細胞老化が起こります。

本来ならこの「p53シグナル→細胞老化」はがん化した細胞をいち早く死亡させ、がんを防ぐために起こる現象なのですが、「p53シグナル」が過剰に活性すると、著しい細胞老化が起こり、SASPによる慢性炎症からがん化等につながってしまいます。そのため慢性炎症を起点とするがんは多く、細胞老化につらなる負の連鎖だと考えられます。

※慢性炎症は全身に拡大する

全身的な代謝の変化が、慢性炎症をまねく可能性もあります。

体の脂肪組織は、余分なカロリーを中性脂肪として貯蔵する機能（代謝機能）とホルモン（アディポサイトカイン）を分泌する機能をもっています。慢性的な過栄養があると脂肪細胞はサイズが肥大し、細胞数を増やして脂肪をたくさん蓄えられるよう変化し、肥満が起こります。するとその脂肪組織には特徴的な構造が生じます。

その「CLS（Crown-Like Structure）」という構造の中では、「炎症促進性M1マクロファージ」がはたらき「炎症性（インスリン抵抗性）アディポサイトカイン」が増え、「炎症抑制性（インスリン感受性）アディポサイトカイン」が減るといった変化により、慢性炎症が起こります。脂肪細胞の線維化が進み、内分泌機能の障害の影響でインスリン抵抗性やメタボリックシンドロームの発症につながるリスクを高めてしまうのです。

同時に、肥満が進むと、慢性炎症のために脂肪細胞に脂肪を蓄える機能をも低下させると考えられています。

行き場がなくなった余分な脂肪細胞は血液を介して全身に運ばれ、本来なら脂肪がほとんどない組織（肝臓や筋肉、骨髄など）に蓄積してしまいます（異所性脂肪）。

異所性脂肪は、加齢によって、本来脂肪をためておく場所である皮下脂肪の機能が低下し、皮下脂肪の量が減った場合にも生じやすくなります。

異所性脂肪によって、脂肪の慢性炎症は全身に拡大します。

こうした拡大は、歯周病など軽度な慢性炎症でも起こります。

歯周病菌に対する免疫反応で生じた炎症性サイトカインが、血液を介して全身に及ぶのです。歯周病による炎症が血管の炎症を引き起こし、動脈硬化を促進することも確認されています。

そして、細胞老化が血管で起こった場合、筋肉への栄養輸送や、筋肉での細胞の代謝が障害されることで、筋肉で活用されない余ったカロリーが内臓脂肪になり肥満や、肥満と関連する病気を悪化させるリスクがあることも分かっています。

つまり、細胞老化と免疫老化、ＤＮＡの損傷、脂肪の慢性炎症などは、相関してさらに細胞老化と慢性炎症を起こし、**さまざまな病気の発症や重症化につながるリスクを高める**ということです。

慢性炎症を防ぐには？

人の老化と細胞の老化の関連にもまだ不明な点がありますし、慢性炎症のメカニズムもまだ全容が明らかではありませんが、能動的なＤＩＹ健康づくりとして〝火種〟を消す努力を続けることは決して無駄にはならないと考えられます。

まず、体のどこかに慢性炎症があれば、それは全身に飛び火し、悪影響を与える可能性があるので、火種となりやすい**肥満、歯周病、喫煙、酸化ストレスなどを遠ざけるＤＩＹ**を心がけましょう（二〇四頁、「Base1 栄養」ならびに二三五頁、「Mechanism 1　酸化」を参照）。

そして、炎症を抑えるものとして研究されている、不飽和脂肪酸の中の「多価不飽和脂肪酸」の仲間である「ＥＰＡ（エイコサペンタエン酸）」や「ＤＨＡ（ドコサヘキサエン酸）」の摂取が大切です。魚油に豊富に含まれる成分で、従来からその炎症抑制作用は知られていましたが、近年、慢性炎症による組織の異常を抑える効果なども確認されています。

食生活の多様化により、脂肪酸の中では比較的、とれていない人が増えているＥＰＡやＤＨＡを意識的にとるといいでしょう。

典拠一覧

［＊1］https://www.yoshida-pharm.com/2018/letter128/

［＊2］Yan J, et al. Proc Natl Acad Sci U S A. 2018 Jan 30;115（5）:1081-1086. doi: 10.1073/pnas.1716561115. Epub 2018 Jan 18.

［＊3］東京大学高齢社会総合研究機構　飯島勝矢、フレイル予防ハンドブック

［＊4］Ikeda N, Inoue M, Iso H, Ikeda S, Satoh T, Noda M, Mizoue T, Imano H, Saito E, Katanoda K, Sobue T, Tsugane S, Naghavi M, Ezzati M, Shibuya K. Adult mortality attributable to preventable risk factors for non-communicable diseases and injuries in japan: A comparative risk assessment. PLoS Med. 2012;9:e1001160

［＊5］JPHC Study https://epi.ncc.go.jp/jphc/

［＊6］Sofi F, Valecchi D, Bacci D, Abbate R, Gensini GF, Casini A, Macchi C. Physical activity and risk of cognitive decline: A meta-analysis of prospective studies. J Intern Med. 2011;269:107-117

［＊7］Liu Y, Tanaka H. Overtime work, insufficient sleep, and risk of non-fatal acute myocardial infarction in Japanese men. Occup Environ Med 2002; 59（7）:447–51.

Virtanen M, Ferrie JE, Singh-Manoux A, et al. Overtime work and incident coronary heart disease: the Whitehall II prospective cohort study. Eur Heart J 2010; 31:1737–1744.

McInnes G. Overtime is bad for the heart. Eur Heart J 2010; 31:1672–73.

Kivimäki M, Batty GD, Hamer M, et al: Using additional information on working hours to predict coronary heart disease: a cohort study. Ann Intern Med 2011; 154（7）:457-63.

Davila E, Florez H, Trepka M. Long work hours is associated with suboptimal glycemic control among US workers with diabetes. Am J Ind Med 2011; 54（5）:375-383.

未来のDIY

最後に、二つ大切なメッセージがあります。

ひとつは〝**ヒトは矛盾の複合体**〟ということです。

CT、MRI、PETなど画像診断の進歩は著しく、血液検査における老化の指標も多くなってきました。腸内細菌が動脈硬化の進行に深く関わることや善玉コレステロールとされるHDLコレステロールの量でなく質を評価する検査の開発など日進月歩から秒進分歩（?）くらいドラマチックに進歩しています。

著者らが二〇〇一年からはじめた〝健康寿命ドック〟は東海大学東京病院の〝抗加齢ドック〟として現在も進歩を続けています。そこを受診された方々の結果説明で気づいたことがあります。それは血管の動脈硬化が進んでいてもホルモンは若い方もおられるし、活性酸素が高いレベルにあってもコレステロールは良好という方もおられるということです。

ヒトのいろいろな臓器や器官は一律に老化するわけではなく、また個人差や男女差も大きいのです。最近人種や体の障害などでも〝多様性〟が重視されるようになりましたが、まさに老化は多様性の縮図として進行します。さらに自覚的には〝元気一杯〟であっても糖尿病が進んでおられる方もいて、検査という客観的な所見と自覚的なコンディションもまた一致しないこともあります。

三〇年以上前、自然食、菜食を中心にヨガなども生活にとりいれていた私の友人は三〇歳台後半で腎臓がんを患いなくなりました。この時のショックは忘れられません。その後、糖尿病、脂質異常症をはじめとした生活習慣病の臨床、加齢や老化の臨床研究の路を歩む中で私は〝ヒトは矛盾の複合体〟と心に刻みながら患者さんと歩んできました。

この複合体を生活の中で進化させ、悔いない人生を過ごすには、自分自身のデータを把握することが重要です。

自分自身も多忙な四〇歳前半のときに自分の体内の活性酸素のレベルを測り、その高さに驚きました。一方、抗酸化ビタミンの血中濃度が十分保たれていれば多くのビタミン剤を摂取する必要はないかもしれません。自覚症状や自分でできること、それをＤＩＹとするならばもう一方で健診や人間ドック、抗加齢ドックなど自分自身を客観視できる新しい検査を活用して自らをつくりあげていくことがきわめて重要であると思います。

二つ目は、最近の新型コロナ禍でもキーになっていますが〝**健康・医療情報の確からしさ**〟です。

私たちはネット情報など画面や活字になっていることを信じやすく、必ずしも出どころを確認しません。そして声の大きなものや多くの方々の〝いいね〟で不確かな情報が広まることもあります。医学の領域でも確実さよりもスピードを重要視するあまりインパクトをもとめた発表が不十分な検証のもとに行われることもあります。専門家のチェックをふまえた学術誌の掲載は時間がかかるためスピードと確実性を両立させることは容易ではないのです。

本書の製作にあたっては根拠を確かめつつ新しく、毎日の生活に活かせる情報や実践方法をとりあげました。ただ医学の常識は科学の進歩と同様に〝変わること〟があります。読者の方々にはそんな変化も味わっていただければと思います。

百寿者が八万人をこえた日本で、自分自身のコンディションを整えることは極めて大切です。本書のＤＩＹ（Do It Yourself）はその第一歩といえます。自分自身で診断するのではなく、体調に〝きづく〟第一歩としていただきたいのです。そのことは同時に大切な方への〝きづき〟にもつながると思います。

加齢とともに昨日できていたことが、今日はできないということもあるでしょう。そのことにきづくことで自身を愛おしむ生き方を実践できるのではないでしょうか。むやみにポジティブさを振りかざすのではなく、変化に柔軟に対応することも大切だと信じています。新型コロナウイルス感染も大きな変化のきっかけとなっていますが、このような時こそ本質があらわになる契機でもあります。限りある〝命〟を愛おしみながら未知を愉しめる自分でありたいと願いつつ本書を手に取っていただいた方々に感謝いたします。

ともに歩んできた多くの患者さん、様々なことを教えられている東海大学医学部東京病院西﨑泰弘院長、抗加齢ドックのスタッフ。常葉大学健康科学部、母校の慶應大学医学部の仲間たち。湖山医療福祉グループ湖山泰成代表、医療法人百葉の会銀座医院竹田義彦院長。日本臨床栄養協会ほか各種学会のスタッフや先生方。新しい挑戦をし続ける企業の方々、常に支えてもらっている久保明事務所、家族の面々に心から感謝いたします。最後に、晶文社江坂さん、ライターの下平さん、また素敵な時間を共有したいですね！

スローガンだけでなく、内実をともなった人生一〇〇年時代を築く一助に本書がなることを信じて。

久保　明

【著者について】

久保明（くぼ・あきら）

医療法人財団百葉の会 銀座医院 院長補佐・抗加齢センター長、東海大学医学部医学科客員教授、日本臨床栄養協会 副理事長、元厚生労働省 薬事・食品衛生審議会専門委員、新潟薬科大学客員教授、内分泌・糖尿病専門医、日本抗加齢医学会評議員、日本総合健診学会審議員。

1979年、慶應義塾大学医学部卒業。1988年、米国ワシントン州立大学医学部動脈硬化研究部門に留学。帰国後、一貫して予防医療とアンチエイジング医学に取り組む。「高輪メディカルクリニック」を設立し16年間院長を務め、現在は医療法人財団百葉の会 銀座医院など都内で診療を行う。人の老化度を科学的に測るエイジングドックを開発し、銀座医院では「プレミアムドック」を立ち上げ、その結果に基づく運動・栄養・点滴療法などを実践している。また、サプリメントやスポーツ医学の世界最先端の情報と実践を駆使した講演や企業のアドバイザーとしても活動。

カリスマ内科医《ないかい》と組《く》み立《た》てるDIY健康大全《けんこうたいぜん》

2020年10月25日　初版

著　者　久保明

発行者　株式会社晶文社

東京都千代田区神田神保町1－11　〒101－0051

電話　03－3518－4940（代表）・4942（編集）

URL　http://www.shobunsha.co.jp

印刷・製本　株式会社太平印刷社

ISBN978-4-7949-7196-8　Printed in Japan

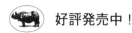